FEMMES HANDICAPÉES : LA VIE DEVANT ELLES

www.librairieharmattan.com
diffusion.harmattan@wanadoo.fr
harmattan1@wanadoo.fr

ISBN : 2-296-00345-1
EAN : 9782296003453

Coordonné par
Maudy PIOT
Association « Femmes pour le dire, Femmes pour agir »

FEMMES HANDICAPÉES : LA VIE DEVANT ELLES

Avec le parrainage de Madame Simone Veil

Actes du Forum du 16 novembre 2005

Mairie du 13ème arrondissement de Paris

L'Harmattan
5-7, rue de l'École-Polytechnique ; 75005 Paris
FRANCE

L'Harmattan Hongrie
Könyvesbolt
Kossuth L. u. 14-16
1053 Budapest

Espace L'Harmattan Kinshasa
Fac..des Sc. Sociales, Pol. et
Adm. ; BP243, KIN XI
Université de Kinshasa – RDC

L'Harmattan Italia
Via Degli Artisti, 15
10124 Torino
ITALIE

L'Harmattan Burkina Faso
1200 logements villa 96
12B2260
Ouagadougou 12

FEMMES ET CITOYENNES AVANT D'ÊTRE HANDICAPÉES

Le 16 novembre 2005, vers 8 heures 30 du matin place d'Italie dans le 13ème arrondissement de Paris, les passants qui se hâtent vers leur travail, à pied, en bus, à vélo, en voiture ou en métro, assistent à un curieux va-et-vient de jeunes gens ceints d'un gilet phosphorescent, entre le grand parking souterrain du centre commercial, les multiples sorties de métro et le parvis de la Mairie d'arrondissement, solennelle bâtisse de style Napoléon III. A y regarder de plus près, ces jeunes portent un dossard mentionnant : Forum FDFA. Le second forum national de l'association « Femmes pour le dire, Femmes pour agir » s'ouvre en effet ce matin-là sur le thème optimiste : « Femmes handicapées : la vie devant elles ». La grande salle des fêtes s'emplit rapidement au point d'être comble vers 9 heures. Cela devient une habitude [1]. La matinée commence par un ballet de chaises au fond de la salle car il n'y a pas assez de places assises prévues pour cette foule qui avoisinera, au plus fort de la journée, six cents personnes. Femmes et hommes valides, femmes et hommes en fauteuils roulants, cannes anglaises, cannes blanches, chiens-guides d'aveugles, sans compter ce que l'on nomme pudiquement les handicaps « invisibles » comme la surdité, les maladies psychiques etc.

Sur le podium sont déjà rassemblés Anne Hidalgo, première adjointe au Maire de Paris, Serge Blisko, maire du 13ème

---

[1] Voir le forum du 25 novembre 2003 qui a accueilli à l'Hôtel de Ville de Paris environ 800 participants.

arrondissement, Maudy Piot, présidente de l'association FDFA, Philippe Miet, animateur de la matinée.
Serge Blisko prend le premier la parole : « Bienvenue à la mairie du 13ème arrondissement qui n'est pas *ma* mairie, mais une mairie ouverte à tous les citoyens et toutes les citoyennes… »
Puis Maudy Piot lui succède, complétant les paroles du Maire : « Nous sommes avant tout des femmes et des citoyennes avant d'être handicapées ». Elle remercie Serge Blisko, Anne Hidalgo (« qui, plus que l'adjointe au Maire de Paris, est une amie »). Merci aux nombreux bénévoles qui assurent l'accueil et facilitent l'accessibilité aux lieux. Bienvenue enfin aux participants et en particulier aux nombreux amis de province qui sont ici.

Anne Hidalgo, première adjointe au Maire de Paris, chargée de l'égalité femmes/hommes, ouvre la journée (la marraine du forum, Simone Veil, a fait savoir que, retardée par les embouteillages parisiens, elle nous rejoignait au plus vite). « Votre combat montre cette soif de vivre, cette soif d'être dans tous les espaces de citoyenneté ». Après avoir évoqué le thème de la matinée (handicap et génétique), la première adjointe rappelle les réalisations de la municipalité parisienne en matière d'aménagements de voirie, d'accessibilité des bâtiments publics et privés, d'amélioration des transports, d'accueil dans les mairies de la capitale etc.

LE HANDICAP EN HÉRITAGE

C'est le professeur Marie-Louise Briard, ancienne directrice de recherche à l'INSERM sur les handicaps génétiques de l'enfant, qui entre dans le vif du sujet de la matinée avec un exposé sur le handicap et la génétique. « On n'est pas responsable de ses gènes. Si vous avez une seule chose à garder à l'esprit en quittant cette salle, c'est de vous dire que si vous avez une maladie génétique, ce n'est pas de votre faute ! » La généticienne aborde plus particulièrement la question de la maternité : « Peut-on être mère avec une maladie génétique ? Ma réponse est : oui ».

La marraine du forum, Simone Veil, est arrivée pendant l'exposé du professeur Briard. Elle prend la parole en articulant son intervention sur le thème de la génétique. Elle parle de ses nombreux contacts avec des associations, avec des personnes handicapées. Elle évoque avec pudeur son passé en camp de concentration et a cette très belle phrase : « Ce qui était physique (la faim, le froid...) je l'ai oublié. Ce qu'on n'oublie jamais, c'est l'atteinte à la dignité, l'humiliation ».

La parole est maintenant aux femmes handicapées elles-mêmes. La première table ronde, « le handicap en héritage », est animée par Charlotte Yence, psychologue. Cinq femmes, de vingt et un à cinquante-huit ans, parlent non seulement de leur handicap d'origine génétique, mais surtout de la manière dont elles l'ont surmonté. Delphine, vingt et un ans, en fauteuil électrique explique : « J'ai été scolarisée en milieu protégé... J'étais dans un zoo, pardon du terme, mais c'est comme cela que je l'ai ressenti... Un jour j'ai dit à tout le monde : je veux m'en aller... Je suis devenue libre, une femme libre ».

La table ronde se prolonge par un dialogue animé avec la salle. Des questions sont posées à Marie-Louise Briard, aux intervenantes. Des témoignages affluent, les uns optimistes, d'autres plus dramatiques.
Puis l'association « Regard de Soie » nous propose en intermède son premier défilé de mode, mis en scène par des femmes handicapées qui ont créé elles-mêmes leurs costumes.
La matinée se termine par deux témoignages, celui de Colette Foulon, sage-femme échographiste, et Geneviève Lang, professeur au CNAM, élue municipale, mère d'un jeune adulte handicapé atteint d'une maladie génétique.

Un splendide et délicieux buffet, préparé par les employés du C.A.T.[2] de La Gabrielle (Seine et Marne), détend l'atmosphère studieuse et passionnée. Il y a évidemment un peu de bousculade, il faut s'armer de patience, personne ne sera lésé. Pendant que l'assemblée se restaure, Red Mitchell et son fils nous régalent d'airs de jazz importés du Canada.

LA VIE DEVANT ELLES

L'après-midi s'ouvre par une allocution de Ségolène Royal, députée et présidente de la région Poitou-Charentes. Retenons de son intervention cette réflexion : « Nous devons faire l'effort de bannir de notre vocabulaire ce qui réduit les personnes à un manque ou un écart par rapport à une norme qui n'est souvent que l'expression d'un communautarisme majoritaire abusivement érigé en règle générale. Le valide et le handicapé ne sont pas des personnes, mais des points de vue stéréotypés sur les personnes... »

Après Ségolène Royal, Hamou Bouakkaz, conseiller technique du Maire de Paris et non-voyant, interpelle l'assistance avec son humour habituel. Il rappelle en particulier l'un de ses thèmes favoris : les personnes handicapées doivent prendre leur place parmi les élus de la République ! « Le panorama des élus ne reflète pas celui du corps social. Les places étant bonnes, il ne faut pas compter sur les élus pour céder leur place... »

Michelle Perrot, historienne, qui s'est particulièrement intéressée à l'histoire des femmes, intervient maintenant sur le thème : « Les couturières de la vie, entre contrainte et liberté ». Pourquoi ce titre ? « La couture est une activité traditionnelle des femmes, qui est à la fois raccommodage, mais aussi création de beauté. L'ambiguïté de la couturière peut nous servir de symbole... ». L'historienne conclut :

---

[2] Centre d'Aide par le Travail

« Les personnes handicapées ont donc une histoire, une histoire à écrire ».

Second temps de respiration : l'association « Regard de Soie » nous propose un nouveau défilé de mode sur le thème du cinéma. Le spectacle est complété par des textes poétiques tel que celui que Dominique a intitulé « Grand Bleu ».
« Le saviez-vous ? Sous l'eau je me sens libre. Sous l'eau je suis libre, je nage, je vole. Sous l'eau mon corps m'obéit. J'obéis à mon corps. L'eau glisse, tout n'est que fluidité, mon handicap est loin. Ce film, le Grand Bleu, je l'ai choisi pour ça. Sous l'eau, je suis libre, je nage, je vole ».

La seconde table ronde s'organise, animée par Brigitte Chapelain (maître de conférences en sciences de l'information et de la communication à Paris 13) sur le thème « Ma vie est devant moi ». Elle regroupe six femmes en situation de handicap dont le point commun est leur action pour faire du handicap un tremplin vers la liberté : intégration des enfants handicapés, militantisme, sport, lutte contre les discriminations, théâtre, édition etc.

Après un échange avec la salle, toujours frustrant car toujours trop court, c'est au tour de Garance Upham (qui est – entre autres – présidente du cercle économie politique et handicap du mouvement pour la santé des peuples) d'intervenir sur le thème : « Une organisation économique partant des personnes vivant avec un handicap est-elle la société de l'avenir ? » L'oratrice aborde les multiples problèmes de prévention dans les pays pauvres : « J'ai entendu parler, il y a 15 jours, d'un village en Inde où 98% des habitants sont contaminés par le Sida. C'est parce qu'un médecin a utilisé la même aiguille sur tout le village. Il y avait *un* cas de Sida… »

La troisième et dernière table ronde a la particularité de réunir des femmes de pays différents : Espagne, Italie, Allemagne, Suède, Liban, Cameroun. Animée par Danièle

Michel-Chich, journaliste indépendante, cette table ronde internationale met en lumière les immenses différences qui existent d'un pays à l'autre. Il sera question de handicaps très lourds, rarement pris en charge de manière satisfaisante, y compris en France. L'exemple de la Suède ferait presque rêver…

Le temps presse, hélas, et les rangs commencent à se clairsemer. Le dialogue avec la salle est un peu bousculé. Il revient à Françoise Madray-Lesigne, secrétaire générale de l'association Valentin Haüy, de synthétiser les travaux de la journée. Elle s'acquitte de sa tâche avec une clarté et un brio qui forcent l'admiration.
Lui succède Patrick Gohet, délégué interministériel chargé des personnes handicapées. Il représente devant notre assemblée le pouvoir politique et administratif, et aborde le délicat problème de la loi du 11 février 2005, souvent considérée comme décevante par les personnes handicapées : « La loi est imparfaite. Une loi, c'est un compromis, il faut faire en sorte que ce soit le compromis le meilleur possible. Nous tenons là un bon outil pour aller de l'avant ».

L'heure est, pour la présidente Maudy Piot, aux ultimes remerciements.
La force et la vérité des paroles prononcées aujourd'hui ont fait de cette journée un moment inoubliable, un temps d'échanges et de rencontres qui doivent se poursuivre.
Doucement, la Mairie du 13ème arrondissement a refermé ses portes. Des gouttelettes de pluie, comme des milliers de lampions d'espoir, illuminent la place. Chacun s'en retourne avec dans les yeux et le cœur la conviction que chaque singularité est une richesse pour l'autre, et que nous sommes des citoyennes, des citoyens, des femmes, des hommes avant d'être « handicapés ».

Alain et Maudy Piot

OUVERTURE

- Philippe : Bienvenue à tous. Merci d'être venus si nombreux pour cette journée. Nous allons donner d'abord la parole à Monsieur Serge Blisko, qui nous accueille dans sa mairie.

- Serge Blisko : Merci beaucoup. Bienvenue à la mairie du 13ème arrondissement, qui n'est pas *ma* mairie, mais une mairie ouverte à tous les citoyens et toutes les citoyennes.
J'ai été ravi quand Madame Piot et Madame Hidalgo, première adjointe au Maire de Paris, m'ont demandé si cette mairie pouvait accueillir le forum national organisé par l'association F.D.F.A. Je n'ai pas hésité une seconde. Dans notre travail de citoyenneté, notre combat, nous avons la chance d'accueillir de grandes associations nationales. Notre combat doit continuer pour une parfaite égalité des droits et des chances pour toutes les personnes, quel que soit leur vécu, et quel que soit le handicap qu'elles ont.
Dans le titre de la journée, il y a le mot vie, le mot projection vers l'avant, vers l'avenir. Cela montre qu'on a du chemin devant nous. Je pense que ce chemin est moins ardu qu'il l'était il y a quelques années. Nous avons à cœur de rendre cette ville accessible à tous, nous voulons faire en sorte que tous puissent vivre dans cette ville, se mouvoir, etc.

Je suis ravi de céder la parole à une combattante infatigable, Maudy Piot, présidente de l'association.

- Maudy Piot : Bonjour à toutes et à tous. Je suis vraiment heureuse d'ouvrir aujourd'hui ce deuxième forum national qu'organise notre association, « Femmes pour le dire, Femmes pour agir ». Le message que je voudrais faire passer

aujourd'hui, c'est que nous sommes avant tout des femmes et des citoyennes avant d'être handicapées. Le handicap est un hasard de la vie, mais on peut se battre et vivre avec un handicap, et vivre à plein.
Je remercie la mairie du 13ème qui nous accueille aujourd'hui dans une salle qui est, paraît-il, très belle.
Je remercie Anne Hidalgo, qui est plus que l'adjointe du maire de Paris, c'est une amie. Elle a toujours été là pour nous aider à organiser ce forum.
Maintenant, ce forum est ouvert !
Je remercie aussi tous les amis de province qui sont là. Je remercie nos amis bénévoles, grâce à eux, vous êtes bien installés.
Je ne suis pas en train de lancer une nouvelle mode avec le corset que je porte, mais hélas, j'ai fait une chute le 30 août, de 3 mètres de hauteur (c'est ça aussi d'être handicapé !), et je me suis cassé la colonne vertébrale...
Je vous souhaite une bonne journée. Nous avons un message fort à faire passer à nos élus : nous sommes des femmes et des citoyennes !

- Philippe : Nous passons la parole à Anne Hidalgo. Elle a été très active dans la l'élaboration du premier forum. Elle a une activité professionnelle importante. Elle est actuellement chargée de l'égalité femmes/hommes et du bureau des temps à la mairie de Paris.

- Anne Hidalgo : Mesdames, Messieurs, Bonjour.
C'est un honneur d'être parmi vous aujourd'hui pour ouvrir cette journée d'échanges et de discussions. J'étais très honorée d'intervenir ce matin après Madame Simone Veil dont je considère toujours la prise de parole comme essentielle et porteuse d'avancées décisives pour les droits des femmes. Elle n'a malheureusement pas pu être des nôtres en ce début de matinée, c'est donc en toute modestie que je lui supplée pour l'ouverture du forum « Femmes handicapées : la vie devant elle ».

Je voudrais tout d'abord remercier Monsieur Serge Blisko, Maire du 13ème arrondissement de Paris, de bien vouloir nous accueillir dans les salons de la mairie. Je tiens à remercier tout particulièrement Madame Maudy Piot, fondatrice et présidente de l'association « Femmes pour le Dire, Femmes pour Agir», d'avoir organisé avec courage et détermination ce forum et de me permettre de l'introduire. Je tiens à saluer les actions énergiques remarquables que tu mènes, Maudy, sur le terrain, en faveur des femmes handicapées.

Nous sommes réunis aujourd'hui dans cette mairie pour le deuxième forum national organisé par l'association « Femmes pour le dire, Femmes pour agir » ayant pour thème « **Femmes handicapées : la vie devant elles** ». Le premier forum organisé le 25 novembre 2003 dans les salons de l'hôtel de Ville de Paris autour du thème « Femmes handicapées citoyennes » a été un grand moment, plus de 700 personnes y ayant participé.
Je me souviens du vibrant appel de Lucie Aubrac à résister encore, résister toujours. Avec sa verve éternellement jeune, elle a donné, en quelques mots, le ton à une manifestation qui a rencontré un succès retentissant.
Répondant à une très forte attente, Maudy, tu as souhaité réitérer cette année l'organisation d'un forum, tribune de partage et d'écoute pour défendre les femmes de tous horizons et atteintes de toutes formes de handicaps.

Vous le savez, la place des femmes dans la société et plus encore celle des femmes handicapées, est un sujet qui reste encore trop dans l'ombre. Or, la Ville de Paris se veut à l'avant-garde de ce combat. Elle lutte en ce sens pour que les femmes retrouvent leurs droits et que leur vie quotidienne soit améliorée. La femme handicapée est doublement discriminée : comme femme essentiellement, comme handicapée au surplus. Ainsi, il me semble indispensable de

rappeler cette évidence : être femme et citoyenne constitue notre identité commune à toutes.
Ainsi, les souffrances que peuvent connaître les femmes sont multiples : la violence, le déni des droits fondamentaux tels que l'accès au travail, la sexualité, la maternité et le mépris quotidien. Si l'on y regarde de plus près, une femme souffrant de handicap peut cumuler tous ces maux, *elle est comme un miroir grossissant des obstacles rencontrés par le deuxième sexe* (auteur canadien).
Il s'agit pour nous ensemble tout à la fois de lutter contre les discriminations et de faire tomber les derniers tabous.

LE LOT QUOTIDIEN DES FEMMES : LA DISCRIMINATION ET LA DOUBLE DISCRIMINATION

Celle-ci est présente dans la vie publique, dans la vie de tous les jours. Actuellement, nous conjuguons particulièrement nos efforts pour lutter contre la discrimination dans l'emploi.

<u>- Discrimination dans la vie publique et sociale</u>
En effet, les femmes font malheureusement souvent l'objet de discriminations :
- je suis femme et immigrée
- je suis femme et détenue
- je suis femme et j'ai un handicap
- je suis femme et j'ose faire de la politique…

C'est pourquoi, face à ces situations inadmissibles d'inégalité, nous devons être toutes solidaires pour nous battre ensemble.
Ainsi, il existe de nombreux préjugés et stéréotypes liés au handicap. Il apparaît indispensable d'amener à changer ce regard en informant mieux la population sur la situation des femmes de façon à éliminer à terme stéréotypes et discriminations. Au cours de cette journée, la ville se place naturellement en position de lutte contre toutes les formes de discrimination ou d'exclusion. Je suis donc particulièrement intéressée par toutes les réflexions qui seront formulées ici aujourd'hui. Par exemple, quelles sont les pistes d'actions qui

vont ressortir de vos discussions sur la question que vous allez aborder d'une possible réorganisation économique partant des personnes vivant avec un handicap.
Ce sujet a d'autant plus d'importance que tous les politiques se trouvent confrontés à la question cruciale de politiques efficaces en faveur de l'emploi.

- Discrimination dans l'emploi : un sujet central

Les femmes sont plus nombreuses dans les emplois les moins qualifiés et a contrario elles sont peu nombreuses dans les postes à responsabilité conduisant à des carrières professionnelles. Elles peuvent être et sont sujettes à la précarité, voire à l'exclusion. Cette situation de discrimination dans l'emploi se retrouve amplifiée lorsqu'elle concerne les femmes handicapées. De surcroît, les mêmes exigences ne s'appliquent pas de la même façon pour les hommes et les femmes. Ce constat est sans ambiguïté.

Dans l'Union Européenne, le taux d'emploi des femmes handicapées est de 2 % contre 36 % pour les hommes handicapés et 55 % pour les femmes non handicapées (source rapport européen de 2002). Ces chiffres illustrent bien le double handicap que subit la femme handicapée en tant que femme d'abord et en tant qu'handicapée ensuite.
Une révolution doit donc s'opérer dans le but de répondre à une exigence majeure : valoriser les compétences des femmes handicapées pour un meilleur accès et un meilleur maintien dans l'emploi.
Ainsi, en ce moment même à l'Hôtel de Ville, Bertrand Delanoë et Pénélope Komitès, Adjointe au Maire de Paris chargée des personnes handicapées, inaugurent l'ouverture de la « 9ème session pour l'emploi des personnes handicapées ». Ouvert à tous, ce « forum rencontre entreprises » est l'occasion pour ces personnes en recherche d'emploi de rencontrer les entreprises ayant des projets de recrutement imminents. La Ville de Paris présente à cette occasion les modalités de recrutement des agents de la Ville et les possibilités des stages et d'apprentissages dans ses services.

DÉSIRS DE FEMMES : SEXUALITE ET PARENTALITE

La sexualité et la parentalité constituent deux sujets de société majeurs. Les femmes ont en effet gagné le droit de disposer de leur corps et de choisir d'avoir un enfant (référons-nous à Simone Veil, et à la loi sur l'IVG). Pourtant, la sexualité et la maternité des femmes handicapées restent encore aujourd'hui des sujets tabous et cette situation pèse fortement sur leur vie. Pour briser le silence qui entoure ces problèmes, il convient de diffuser une meilleure information dans ce domaine (éducation sexuelle, suivi spécifique de la grossesse).

Les femmes handicapées attendent d'être respectées dans leur féminité. En effet, de nombreux témoignages montrent que, chez elles, le handicap prend trop souvent le pas sur leur identité sexuelle. Dénoncer et lutter « Dire et Agir » (si l'on reprend les termes mêmes qui définissent l'association de Maudy Piot) est fondamental pour combattre la tendance à voir disparaître la femme derrière le handicap.

En ce qui concerne plus particulièrement la maternité : 50 % des femmes handicapées ont un enfant. Pour permettre aux femmes handicapées de vivre pleinement leur féminité, il incombe de reconnaître leur droit légitime à la maternité. Pour cela, l'accessibilité aux services dans les maternités devrait être renforcée pour permettre l'accompagnement de la femme handicapée dans cette étape décisive de sa vie de femme.

La politique municipale

En ma qualité de Première Adjointe au Maire, je renouvelle l'engagement de la municipalité à conduire, dans l'action et dans la durée, une politique municipale qui se conçoit comme une politique transversale en faveur des personnes handicapées. En effet, l'intégration de ces personnes dans tous les domaines de la vie quotidienne se situe au cœur même de l'action développée par la municipalité parisienne.
De multiples actions ont été engagées depuis 2001.
Sur la mandature, 24,5M€ sont consacrés à des aménagements de voirie dont 5M€ en 2005 : sonorisation des feux, abaissement des trottoirs (tous les trottoirs seront abaissés fin 2008) et aménagement de places GIG-GIC. Fin 2005, toutes les « casquettes » des répétiteurs des feux tricolores seront supprimées, ce qui éliminera une cause importante d'accidents.

Autres exemples :

Les bâtiments neufs sont réglementairement accessibles aux personnes handicapées. Le Conseil de Paris a voté un cahier des charges spécifiques prenant en compte toutes les déficiences motrices, sensorielles, mentales dans tous les travaux sur les bâtiments anciens. Ainsi, c'est 8,5M€ qui seront consacrés d'ici à 2007 pour des travaux de mise en accessibilité dans les Mairies d'arrondissements.

Le dispositif WEB SOURD est installé dans dix huit des Mairies d'arrondissement et à l'Hôtel de Ville. Ce dispositif de visio-interprétation en Langue des Signes Française va simplifier les dialogues des usagers sourds avec les agents municipaux.
Paris a lancé le premier dispositif de transport spécialisé en partenariat avec la Région et le STIF, le P.A.M., qui effectue près de 200 000 transports par an .
Les 59 lignes de bus seront toutes accessibles en 2010.

En 2007, 100 % des bureaux de vote seront accessibles contre 31 % en 2001 et 86 % aujourd'hui.
La Mairie de Paris, soutient l'accessibilité de 4 ou 5 films aux déficients visuels et auditifs à raison de 10 000€ par film. Ainsi, le 29 novembre prochain, certaines d'entre vous assisteront en toute autonomie à l'avant-première du film « le temps qui reste » de Ozon au MK2 quai de Seine nouvellement équipé.
Comme vous le voyez, la Mairie a largement anticipé les avancées potentielles de la loi du 11 février 2005 pour l'égalité des droits et des chances, la participation et la citoyenneté des personnes handicapées.

En tant que femme, féministe et militante en faveur de l'égalité homme-femme, je suis partie prenante des revendications et des luttes portées par les femmes, en faveur de leur autonomie et du respect de leur dignité.
Croyons, toutes ensemble, à la force de la singularité dans la construction d'une société plus solidaire et plus égalitaire.

- Philippe : Merci pour votre intervention.
Cette matinée a pour titre : « le handicap en héritage ». Nous allons débuter par l'intervention de Madame Marie-Louise Briard, généticienne pédiatre, directrice de recherche à l'INSERM. Elle a travaillé à l'organisation du diagnostic prénatal et à la détermination des tests biologiques.

I – LE HANDICAP EN HÉRITAGE

VIVRE SA VIE DE FEMME AVEC UNE MALADIE GÉNÉTIQUE

Marie Louise Briard [3]

La femme handicapée a le même désir de procréer que les autres femmes. Mais avant de donner naissance à un enfant, elle aura à vaincre bien des obstacles. Elle devra faire face aux réticences de sa famille ou de son entourage amical, à subir les commentaires du voisinage, à surmonter le regard des autres qui ne sera pas toujours bienveillant. Des échanges avec d'autres femmes handicapées lui permettront d'aborder au mieux son projet d'enfant.
Convaincue qu'elle peut comme les autres femmes être mère, elle devra cependant faire un bilan avec les médecins spécialistes qui assurent sa prise en charge, avant de débuter une grossesse. Bien informée sur son état clinique actuel, sur le retentissement éventuel d'une grossesse sur sa maladie si celle-ci est évolutive et sur les mesures à prendre avant d'attendre un enfant, elle pourra concrétiser son projet, tout en envisageant les aspects pratiques auxquels elle sera confrontée quand son bébé sera né.
En outre, si sa maladie est d'origine génétique, elle devra se pencher sur la possibilité de la transmettre à son enfant et rencontrer un généticien. Mise au courant du risque encouru

[3] **Service de Génétique Médicale Hôpital Necker Enfants Malades 149, rue de Sèvres 75015 PARIS**

par lui, quand il existe, elle peut décider d'avoir un enfant malgré le risque, de recourir à un diagnostic prénatal (DPN) qui ne peut être fait qu'à travers elle, de refuser la naissance de l'enfant espéré en acceptant son arrêt de vie, mais aussi de ne pas recourir à un DPN ou de laisser vivre un enfant reconnu atteint.

Si de nombreuses femmes ayant un handicap peuvent témoigner qu'être mère leur a permis de s'épanouir, elles ne peuvent mener à bien ce projet que si elles sont accompagnées et soutenues. Si l'entourage familial ou amical a une place primordiale, le rôle des professionnels ne doit pas être oublié. La personne handicapée doit être accompagnée, qu'elle ait un handicap moteur, psychique, visuel, auditif ou de multiples handicaps. Au moment de la révélation de l'origine génétique de sa maladie. Au moment d'un projet d'enfant. Au moment de la décision de débuter une grossesse. Au moment de la réalisation d'un DPN quand il est possible. Au moment d'une interruption de grossesse, quand celle-ci est envisagée. Tout au long de sa vie de mère, qu'elle ait donné naissance à un enfant atteint de la même maladie ou indemne. Autant de raisons pour entourer, accompagner, soutenir une adolescente, une jeune femme, une femme d'âge mûr confrontée à un handicap.

Et si mon handicap était d'origine génétique ?

Une jeune femme handicapée qui envisage d'avoir un enfant doit se poser cette question avant de procréer, même si son handicap est survenu bien après sa naissance. Quand d'autres personnes de sa famille ont la même maladie qu'elle, la réponse ne fait pas de doute et elle a souvent déjà vu un généticien. Mais quand elle est la seule atteinte, elle ne connaît pas toujours la réponse soit parce que la question n'a jamais été posée, soit parce que ses parents ne l'ont pas informée, soit aussi parce qu'aucune conclusion n'a pu être faite malgré les investigations entreprises.

Une fois révélée l'origine génétique du handicap, elle devra découvrir, au moment approprié, le risque encouru par ses enfants d'être atteints à leur tour alors que, bien souvent, plane encore des incertitudes sur son propre avenir. Toutefois, les enfants d'une femme dont le handicap relève d'une maladie génétique ne sont pas nécessairement exposés. La probabilité qu'ils soient atteints va dépendre de la transmission génétique de la maladie qui affecte leur mère. Les exemples qui pourraient illustrer ce propos sont nombreux.

Avoir le risque de transmettre son handicap

Malgré l'origine génétique évidente de leur handicap, certaines femmes atteintes, ayant parfois des frères et sœurs également atteints et habituellement des parents indemnes, ont une probabilité très faible de transmettre la maladie à leurs enfants (inférieure à 1/100) alors que leurs parents avaient une probabilité de 1/4 d'avoir à chaque naissance un enfant atteint. Celle-ci est une affection récessive autosomique dont la particularité est de ne se manifester que chez les personnes ayant hérité en même temps de leur père et de leur mère le gène altéré (gène muté). Cela explique que les enfants soient peu exposés à être atteints sauf si leur père a la même maladie ou se trouve par hasard porteur du gène à un seul exemplaire (hétérozygote) comme les parents de la jeune femme. C'est le cas de certaines maladies neuromusculaires, neurologiques, de certains nanismes ou syndromes malformatifs, de handicaps auditifs ou visuels. Malgré le conseil génétique rassurant que les femmes dans cette situation reçoivent, elles peuvent rester inquiètes et demander que leur conjoint bénéficie d'un test génétique qui permettrait de s'assurer qu'il n'est pas hétérozygote, ce qui est rarement possible.

Toute autre est la situation de la femme qui a une maladie dite dominante, que le gène responsable soit situé sur un des chromosomes autosomiques (semblables chez l'homme et la femme) ou sur un chromosome X (la femme a deux chromosomes X alors que l'homme a un seul chromosome X et un chromosome Y). Contrairement au gène récessif, la présence d'un seul gène muté entraîne l'apparition de la maladie chez la personne qui en est porteuse. La maladie peut se transmettre de génération en génération, d'une personne atteinte à son enfant. Elle s'exprime de la même façon chez l'homme et chez la femme quand elle est dominante autosomique comme l'achondroplasie (nanisme congénital fréquent), les maladies dues à une anomalie du collagène (maladie de Marfan, maladies d'Ehlers Danlos, ostéogénèse imparfaite ou maladie des os de verre), certaines maladies neurologiques (ataxies cérébelleuses, paraplégies spastiques) ou neuromusculaires (myopathie facio-scapulo-humérale, maladie de Steinert), maladies oculaires (cataracte). La situation est un peu différente pour une maladie dominante liée à l'X comme la maladie de Charcot-Marie-Tooth obéissant à cette transmission dans certaines familles : en effet, celle-ci se manifeste différemment selon le sexe, les hommes ayant une forme plus sévère que les femmes ; de plus le gène étant situé sur le chromosome X, la transmission est différente selon le sexe du parent atteint. La femme qui a rarement une forme grave peut avoir un fils atteint sévèrement et une fille modérément atteinte, avec une probabilité de 1/2 ; en revanche, tous les fils d'un homme atteint sont indemnes alors que toutes ses filles sont atteintes habituellement de façon modérée. Il faut savoir que le gène muté peut ne pas avoir été hérité d'un parent, mais que l'altération du gène peut être survenue spontanément dans un des deux gamètes dont est issue la personne handicapée (on parle de néo-mutation); cette dernière pourra transmettre la maladie et avoir des enfants atteints.

Nous n'aborderons pas ici le cas des maladies récessives liées à l'X. Celles-ci ne se manifestent pas habituellement chez les femmes ; mais elles peuvent être porteuses d'un gène altéré sans être malades et avoir des fils atteints.

Pour terminer ce vaste panorama, nous envisagerons le problème des maladies multifactorielles liées à la fois à des facteurs génétiques et à des facteurs environnementaux. C'est le cas des spina bifida. La descendance des personnes atteintes est peu exposée mais on ne peut exclure tout risque pour elles : les études épidémiologiques génétiques ont permis d'estimer ce risque de l'ordre de 2 à 3%. Cependant, certains spina bifida peuvent être dominants autosomiques quand ils sont associés à d'autres malformations (notamment vertébrales) et le risque encouru est alors plus élevé.

Le problème des maladies génétiques est complexe. Il ne suffit pas de connaître le diagnostic pour ipso facto connaître le mode de transmission de la maladie. En effet, certaines affections comme des maladies neurologiques (paraplégies spastiques ou maladie de Strumpell-Lorrain, maladies de Charcot-Marie-Tooth) ou des maladies oculaires (rétinites pigmentaires, cataractes) ou des surdités peuvent relever de différents modes de transmission. Appréhender le risque génétique peut être très délicat quand il n'y a qu'un seul cas d'une de ces maladies dans la famille. Il est donc indispensable que la personne handicapée rencontre un généticien pour recevoir les informations adaptées à son cas personnel et soit dirigée vers une consultation de conseil génétique.

Approcher le risque génétique réel

Il ne suffit pas de connaître le risque encouru pour décider, dans de bonnes conditions, d'avoir ou non un enfant. Cette décision repose beaucoup moins sur la hauteur du risque que sur la maladie elle-même et ses conséquences, le vécu des handicaps qu'elle induit, l'adaptation dans la vie quotidienne malgré les difficultés nombreuses rencontrées par la personne atteinte mais aussi son entourage. En raison de l'expressivité variable de la maladie, une femme sévèrement atteinte peut avoir un enfant atteint d'une forme plus modérée et vice versa. On peut aisément comprendre le dilemme de certaines femmes ayant un projet d'enfant.

Une jeune femme non handicapée peut être dans la même situation qu'une femme handicapée. En raison d'antécédents familiaux, elle est à risque de développer ultérieurement un handicap dont sont atteintes des personnes de sa famille. En fait, elle peut ne pas courir de risque si elle n'est pas porteuse de l'anomalie génétique, comme elle peut en avoir hérité et avoir une forte probabilité de manifester l'affection. Elle peut donc souhaiter connaître son statut vis à vis de la maladie et souhaiter recourir à un test génétique qui lui permettra de savoir si elle a ou non hérité de l'anomalie génétique, si elle peut développer la maladie et être handicapée à son tour, si ses enfants peuvent être touchés. En raison des retentissements psychologiques, se soumettre à un test génétique requiert une prise en charge pluridisciplinaire adaptée qui ne saurait être négligée.

Envisager une vie de couple

Comme les autres femmes, la jeune femme handicapée aspire à une vie amoureuse et sexuelle harmonieuse. Mais elle rencontre plus de difficultés. Si dans sa famille, elle est seule à être handicapée, la relation qui s'installe avec un homme aura comme première difficulté les contraintes liées à son handicap. Son origine n'est pas au premier plan. Ainsi, il lui est permis de construire sa nouvelle vie, en ne prenant en compte que les problèmes quotidiens sans être obligée de se projeter trop vite dans une vie qui pourrait inclure la présence d'enfants. Toute autre est la situation d'une femme ayant des apparentés handicapés comme elle, surtout si son lien de parenté avec eux est proche. Sauf à rester éloignée de son milieu familial, elle aura à faire face rapidement à des questions ayant trait à l'origine de son handicap alors que préoccupée par sa nouvelle vie, elle ne songe pas à un enfant à ce moment là.

Quoiqu'il en soit, plus ou moins rapidement, l'envie d'avoir un enfant se fera de plus en plus pressante, pour la femme handicapée comme pour son conjoint, qu'il soit handicapé ou non. Le couple ne pourra faire l'économie de penser à la vie qu'aura cet enfant plus tard, qu'il soit exposé ou non à être handicapé.

Etre mère ?

Le moment est alors venu de rencontrer un généticien pour faire le point, même si un conseil génétique avait été donné antérieurement. Les conclusions seront sans doute identiques si l'entrevue avec ce spécialiste est récente, mais il est souhaitable que la femme personnellement concernée puisse discuter sereinement de son problème. Quand elle est jeune, ses parents ont d'ailleurs pu consulter seuls ou, si elle les avait accompagné, le moment où a été délivrée l'information était moins propice. En effet, quand un projet d'enfant commence à naître à deux, ou simplement en pensant à un père précis, il devient plus concret.
Si le conseil génétique a eu lieu, il y a plusieurs années, les informations données l'étaient avec les connaissances disponibles à ce moment là. Le diagnostic doit donc être revu surtout s'il a été seulement porté sur la seule clinique. Des investigations peuvent s'avérer nécessaires pour valider un diagnostic comme celui par exemple de maladie de Little qui est considérée comme accidentelle. Les analyses entreprises, pouvant impliquer d'autres membres de la famille, permettront également de dire si un examen peut être envisagé pendant la vie intra-utérine de l'enfant qui serait

conçu, dans l'objectif de savoir s'il peut ou non développer le handicap maternel quand celui-ci est d'origine génétique.
Informée correctement, la jeune femme handicapée pourra, quand elle jugera le moment approprié, en parler plus sereinement avec son compagnon. La révélation qu'elle lui fait peut être difficile à entendre mais trop attendre pour parler peut être préjudiciable à l'avenir du couple. En parler trop vite par défi peut mettre fin à une relation qui ne fait que débuter. Un accompagnement vigilant permettra de soutenir une jeune femme qui pourrait être affectée par une rupture liée à une situation dont la responsabilité ne saurait lui incomber.

Penser à une grossesse prochaine

Quand le désir d'avoir une enfant devient plus pressant, quand la grossesse est prévue dans un avenir proche, le temps est venu d'en aborder les modalités pratiques. La jeune femme ayant un handicap doit anticiper pour entreprendre dans les meilleures conditions sa grossesse.
Les conseils génétiques antérieurs lui ont permis de prendre une décision mûrement réfléchie, après avoir examiné objectivement les divers problèmes auxquels elle peut être confrontée. Il n'est pas de notre propos de les aborder ici dès lors qu'ils ne concernent pas l'aspect génétique de la maladie.

Si la femme n'encoure aucun risque de transmettre sa maladie, si la probabilité est relativement faible (maladies multifactorielles) ou tout à fait négligeable (maladies récessives autosomiques), elle doit envisager sans arrière-pensée une grossesse, même si une surveillance particulière, échographique notamment, lui est proposée par mesure de précaution. Elle peut évidemment rencontrer à nouveau le généticien qui ne pourra que lui confirmer les entretiens précédents et la rassurer.

En revanche, même si la jeune femme connaît son risque de transmettre sa maladie, un conseil génétique pré-conceptionnel s'avère indispensable. Son objet est de faire le point sur les informations déjà reçues et de s'assurer de l'absence de données nouvelles à considérer avant de décider d'une grossesse. Cette consultation permettra d'aborder avec précision :

-le risque réellement encouru par l'enfant qui pourrait naître,
-la façon dont pourrait se manifester la maladie chez un enfant qui en serait atteint,
-les moyens de réaliser un diagnostic prénatal (quand celui-ci est possible) et sa fiabilité,
-les prélèvements à faire pour réaliser un DPN biologique, le terme où un DPN peut être réalisé ainsi que le laps de temps pouvant s'écouler entre le prélèvement et le résultat de l'examen, la conséquence qui pourrait découler d'un « résultat positif », à savoir décider de ne pas laisser naître un enfant qui serait atteint,
-le risque de décès in utero d'un fœtus indemne à la suite d'un prélèvement fœtal qui, même effectué par un opérateur compétent et bien entraîné, reste un geste invasif,
-le contexte législatif dans lequel peut être réalisé un DPN (affection d'une particulière gravité) et envisager une interruption de grossesse pour raison médicale (affection grave non curable au moment du diagnostic).

Décider d'avoir un enfant avec ou sans DPN

Bien informée cette jeune femme peut ainsi, avec son conjoint, faire un choix éclairé : décider d'avoir un enfant ou de ne pas en avoir, décider de bénéficier d'un diagnostic prénatal ou de faire naître un enfant qui pourrait être handicapé sans connaître son statut avant sa naissance, décider de recourir à une interruption de grossesse ou de donner naissance à un enfant tout en sachant qu'il va développer le même handicap et en ignorant son importance.

Présenter ainsi les choix auxquels est confrontée toute femme handicapée consciente du risque qu'elle fait courir à ses enfants, peut apparaître arbitraire d'autant plus que le risque génétique est tout à la fois objectif et subjectif. Objectif, car il découle des données qui ont trait au mode de transmission de la maladie. Subjectif, car il est souvent apprécié différemment par les deux conjoints, la famille, l'entourage, le généticien, les autres médecins. Comment intégrer ce risque derrière lequel il y a le poids du handicap et son vécu par la personne qui en est affectée, par ses parents, par sa famille, mais aussi les conséquences imprévisibles du handicap que la maladie va générer chez l'enfant qui en serait affecté, la qualité de vie qui sera la sienne. Les témoignages peuvent être tellement contradictoires.

Tout se mélange dans la tête de la personne directement concernée. Peut-elle décider d'avoir un enfant atteint du même handicap, tout en évoquant son enfance, sa jeunesse, les difficultés qu'elle a rencontrées pour s'intégrer dans le milieu scolaire, dans le monde du travail ? Mais peut-elle décider de ne pas laisser naître son enfant en se référant à sa vie passée, alors qu'elle s'apprête à mener une vie comparable à celle des autres femmes, en l'adaptant à ses incapacités ? Faire naître un enfant handicapé peut l'exposer à devoir affronter plus tard des reproches difficiles à surmonter. Indemne de la maladie, sera-t-il troublé par le handicap de cette mère se déplaçant difficilement et devant faire appel à son entourage pour les gestes quotidiens, ce qui requière une organisation matérielle très précise ? Ou jugera-t-il cette situation comme normale, ce qui lui permettra de s'y adapter plus facilement ? Ces futures mères doivent prendre le temps d'assimiler toutes les facettes de l'information reçue. Le désir d'enfant l'emporte souvent sur le risque qui a été évalué.

Le diagnostic prénatal, tout en permettant au couple de concevoir un enfant indemne ne répond que partiellement aux inquiétudes et aux tourments. Si un test génétique peut être pratiqué chez un embryon, un fœtus, si son génotype peut être connu, il est bien difficile de dire comment évoluera la maladie et, même dans certains cas, si elle apparaîtra dans l'enfance, à l'adolescence ou à l'âge adulte. Ses manifestations pouvant être variables, même au sein d'une famille, le DPN soulève d'importants problèmes d'ordre éthique s'il s'avère que l'enfant attendu a hérité du gène altéré. Tout couple qui souhaite bénéficier d'un DPN caresse l'espoir que, malgré le risque élevé encouru, son enfant sera indemne. Apprendre un résultat contraire à l'attente est source d'une détresse immense, surtout si l'on ne peut affirmer que l'enfant aura une forme sévère ou modérée de la maladie. La décision de recourir à un DPN est prise dans des circonstances émotionnelles particulières. Concernant souvent une famille entière, l'annonce d'un résultat défavorable est encore plus douloureuse.

Accompagner une grossesse à risque génétique

Avoir une anomalie génétique que l'on a reçue et pouvoir la transmettre à son tour génère un sentiment de culpabilité. Héritage imprévu, héritage partagé, héritage à transmettre, héritage bientôt réellement transmis sont autant de situations à la source d'angoisses qu'il faut accompagner. Tout au long du processus qui peut conduire à annoncer avant sa naissance la découverte d'une maladie génétique chez un enfant à naître à la suite d'un DPN, il est souhaitable d'organiser un accompagnement et un soutien psychologique.

Mais tous les couples ne souhaitent pas recourir à un DPN quand il existe. Tous les couples à risque ne peuvent bénéficier d'un DPN car il n'est pas disponible pour l'ensemble des maladies transmissibles. Tous les couples informés de l'atteinte de l'enfant attendu, à la suite d'un DPN, ne souhaitent pas interrompre la grossesse en cours. Leur choix d'avoir un enfant malgré le risque doit être respecté. Qui plus est, ces couples doivent trouver auprès des professionnels l'écoute qu'ils recherchent d'autant que souvent l'entourage n'accepte pas leur décision jugée irresponsable alors qu'elle est mûrement réfléchie par les intéressés. Certes, ils auraient pu faire le choix de ne jamais avoir d'enfant biologique, d'en adopter un, de recourir à une assistance médicale à la procréation avec don d'ovule. Mais leur choix, ils l'ont fait en pleine connaissance. Il doit être accepté sans réserve car réfléchi.

Cependant, à la lecture de certains témoignages, il est permis de s'interroger sur le vécu personnel de ces grossesses à risque génétique. Quand une femme écrit « J'ai subi une IMG » (n'osant pas parler d'une interruption de grossesse), tout en exprimant les difficultés « de mettre un terme à un désir et à une vie probable », et la conviction « d'avoir fait le bon choix ».Ces quelques mots repris du témoignage d'une femme expriment bien les ambiguïtés d'une situation paradoxale : oser être mère malgré un handicap d'origine génétique.

ALLOCUTION DE MADAME SIMONE VEIL

Philippe : Nous remercions Madame Briard, et nous avons la joie d'accueillir Madame Simone Veil, qui vient d'arriver.
Nous lui donnons la parole en lui demandant quelles sont les raisons qui l'ont poussée à être marraine de ce forum.
Tout le monde admire son courage politique. Nous sommes très honorés de sa présence aujourd'hui.

Monsieur le Maire, Madame la Présidente,

Monsieur le Maire,
Je ne saurais commencer mon propos sans auparavant vous avoir remercié pour l'accueil qu'une fois de plus vous m'avez réservé. Pour être venue à diverses reprises dans votre mairie, je sais le prix que vous attachez à recevoir dans ce magnifique cadre et dans un esprit de tolérance, des associations de toutes sortes pour des rencontres ou des colloques.
Madame la Présidente,
Je tiens à vous dire combien j'ai été sensible à votre invitation et à la proposition que vous m'aviez faite d'être la marraine de cette manifestation organisée par votre mouvement « Femmes pour le dire, Femmes pour Agir ». Certains m'ont demandé les raisons de ma présence ici ce matin et de ce parrainage, je tiens à vous préciser que c'est sans hésiter que j'ai fait le choix d'être parmi vous, de préférence à d'autres obligations.

En premier lieu parce que lorsque j'ai été nommée ministre de la santé en 1974, la réforme de la législation concernant les handicaps était en cours d'élaboration et que je me suis aussitôt particulièrement impliquée dans ce dossier avant de faire voter le projet de loi par le Parlement en 1975.
Sans être concernée à titre personnel, comment ne pas s'investir pleinement dans des problèmes aussi graves que ceux qui sont posés par la prise en charge du handicap afin de tenter d'apporter des solutions susceptibles de répondre de la meilleure façon aux situations très diverses des intéressés.
Je dois dire qu'à l'époque j'ai plus particulièrement été en relation avec les familles des handicapés eux-mêmes, notamment, l'UNAPEI[4] s'étant particulièrement investie dans les problèmes des handicapés les plus lourds, ne permettant pas aux personnes directement concernées d'exprimer elles-mêmes leur attente et leur avis. Je suis d'ailleurs restée depuis en relation avec certaines de ces associations et j'ai eu l'occasion de renforcer ces liens en 1993 lorsque je suis redevenue ministre, notamment en ce qui concerne les autistes, dont les modalités de prise en charge donnaient alors lieu à débat.
Votre association « Femmes pour le dire, Femmes pour agir » et le forum de ce matin, qui succède à celui que vous aviez organisé en 2003 et qui ont l'un et l'autre réuni un très grand nombre de femmes sans exclure les hommes, m'ouvre une vision et une approche du handicap totalement différentes : d'abord parce que la plupart d'entre vous sont directement concernés et se prennent eux-mêmes en charge, mais surtout parce que le soutien et la protection des parents vis à vis de leurs enfants handicapés sont, évidemment, totalement différents de votre démarche volontariste d'autonomie et de responsabilité personnelle.
Ainsi je viens d'écouter avec beaucoup d'intérêt Madame Briard parler sans aucun tabou du problème que se posent certaines d'entre vous lorsque leur handicap est lié à une

[4] **UNAPEI : Union Nationale des Associations de Parents de personnes handicapées mentales et de leurs amis.**

maladie génétique par rapport à une éventuelle grossesse, ou éventuellement au recours à une IVG. Il y a quelques semaines, à l'occasion d'un congrès de gynécologie sur la périnatalité, où j'avais été invitée, les problèmes douloureux que peut poser l'avortement thérapeutique intervenant très tardivement par rapport aux IVG pratiquées dans les conditions légales par les femmes qui en ont pris la décision, certains des médecins présents ont exprimé la gravité d'avoir à prendre eux-mêmes de telles décisions difficiles à assumer.
Il est donc important que vous puissiez aborder ouvertement ces questions, je ne dirai pas collectivement, car ce terme ne convient guère à cette rencontre entre des femmes qui se sentant responsables de leur vie et de leurs actes, veulent réfléchir et agir en citoyennes.
C'est bien dans cette perspective que vous posez vos propres dilemmes en évoquant avec courage et lucidité ce que vous ressentez personnellement quant aux conséquences de votre handicap.
Il n'est pas toujours facile de se mettre à la place des autres, d'être consciente des difficultés spécifiques que vous pouvez rencontrer et je ne peux m'empêcher de penser que certaines de nos habitudes sont devenues si machinales que l'on ne prend pas garde à vos propres difficultés et à votre sensibilité.

Vous avez évoqué les propos de Lucie Aubrac, lors de votre précédent Forum en 2003 qu'elle parrainait. Elle y a parlé de la faim, du froid, des difficultés de survivre dans de telles conditions conçues pour humilier les déportés. Pour ma part, quand je pense à mon passé de déportée, j'ai oublié les souffrances physiques, car une fois passées, il est difficile de les imaginer. En revanche, ce que l'on retient toujours aussi vivace, c'est le sentiment d'humiliation, de la perte de dignité. Pour vous, il n'y a pas de possibilité d'oubli des difficultés et souffrances liées à votre handicap, elles sont le plus souvent sans guérison possible. Mais parce que vous vous soutenez les unes les autres, quel que soit votre

handicap, vous avez toutes la volonté de maîtriser pleinement les conséquences de votre handicap.
La volonté d'agir et de réagir vous conduit dans des voies qui ne sont pas celles des plaintes et des revendications, mais de l'action citoyenne, responsable pour trouver toute votre place dans la société.
Cette démarche volontariste n'induit pas seulement un certain type de comportement, mais il traduit une véritable philosophie, une volonté de rester maître de votre propre destin, dans les limites du possible. Bref, il me semble que ce que vous revendiquez avant tout, c'est la reconnaissance de votre personnalité, de vos capacités et de votre sensibilité.
Parlant de sensibilité, je tiens à souligner combien elle est présente et je dirai même parfois surdimensionnée chez des personnes qui du fait d'un handicap mental grave, paraissent absentes, cloîtrées, comme emmurées dans un total isolement, alors que souvent, il n'en est rien. On découvre au contraire, chez certains, une capacité d'émotion et de sentiments susceptibles de se manifester de façons diverses, parfois déconcertantes, mais qui obligent à n'avoir aucun a priori, et à prendre en compte cette capacité d'émotion, d'amour ou parfois de violence. C'est le cas notamment pour certains autistes qui nouent parfois des liens très forts avec leurs parents ou les éducateurs qui les prennent en charge.
Il s'agit, il est vrai, d'un handicap bien particulier, dont on ignore encore les causes et les remèdes, mais j'ai tenu à en parler car cet exemple doit nous inciter à découvrir ainsi chez des êtres humains qui nous paraissent à certains égards si étrangers, des richesses exceptionnelles qui nous conduisent à ne jamais désespérer ou mépriser, mais au contraire à respecter les autres, y compris dans leurs différences et leur étrangeté.

Nous avons tous, à un moment ou à un autre, la légèreté de ne pas prendre en compte l'autre, voire de l'humilier sans même en avoir conscience. Il convient de faire effort pour surmonter de telles inclinaisons. Si j'ai cru pouvoir conduire mon intervention par ces propos, c'est simplement parce que j'ai le sentiment que vous « Femmes pour le dire, Femmes pour agir », qui luttez ensemble afin d'être reconnues comme des citoyennes à part entière, il y a déjà bien longtemps que pour vous, le respect de l'autre est devenu une réalité.

- Maudy : Je voudrais une fois de plus remercier Simone Veil qui est venue nous dire que nous sommes des femmes, des citoyennes avant d'être des personnes handicapées. Merci.

- Philippe : Nous allons demander aux personnes de la table ronde de venir illustrer les propos de Madame Briard par leurs témoignages. Et nous remercions encore Madame Veil de sa présence.
Je voudrais remercier Charlotte Yence qui animera cette table ronde. Elle est psychologue clinicienne. Elle va animer cette table ronde plutôt en tant que femme, avec sa sensibilité. Je sais qu'elle s'est beaucoup investie dans la préparation de cette table ronde.
Après la table ronde, il y aura un petit échange avec la salle sur le thème abordé. Ensuite, il y aura un défilé de mode, très court, présenté par une association. Nous terminerons la matinée avec deux témoignages.
Vous avez aperçu un certain nombre de bénévoles présents aujourd'hui. La plupart, ce sont des élèves assistantes et assistants sociaux, en première année, qui ont accepté de donner un coup de main à partir de l'entrée jusqu'à l'étage. Je voudrais qu'on les applaudisse. Un grand merci également aux personnes qui nous accompagnent pour la langue des signes et la vélotypie.

- Maudy : La première table ronde va s'ouvrir, et je voudrais remercier Charlotte, qui est une amie, qui a beaucoup travaillé, beaucoup réfléchi avec toutes les personnes autour d'elles. Toutes sont des amies, sont des femmes avec qui nous travaillons.

- Charlotte : Merci, Maudy. Merci de tes encouragements.
Merci de m'avoir proposé d'animer cette table ronde. Merci à toutes les participantes d'avoir accepté de témoigner.

LE HANDICAP EN HÉRITAGE

Table ronde n° 1

- Charlotte : Merci au public d'être si nombreux à cette première table ronde dont le thème est : *le handicap en héritage, ou construire sa vie de femme en situation de handicap*

Les intervenantes ont tenu à témoigner de leurs expériences très différentes. En tant que femmes tout d'abord, actrices de leur vie, et également porteuses d'un handicap, d'une singularité génétique. Riches de leur vie marquée par cette singularité, elles vont se présenter à vous, évoquer leur parcours, et pourquoi pas leur motivation à témoigner à cette table ronde.

Je leur laisse donc la parole.

- Bonjour à tous. Je suis Eugénie.

J'ai vingt-six ans. Mon handicap, c'est que je suis malvoyante. Cette maladie m'est venue à l'âge de quinze ans, du jour au lendemain, on n'a jamais su pourquoi. Depuis mes quinze ans, je me bats pour réussir, pour pouvoir terminer mes études car cela a été très difficile, et aussi pour commencer ensuite dans la vie professionnelle. Ce qui m'a beaucoup aidée, ce qui m'a donné la force de réussir jusqu'à maintenant, c'est ma famille et mes amis qui m'ont toujours soutenue, qui ont toujours été derrière moi. Je n'ai jamais pu me laisser aller. J'ai toujours eu le courage de leur montrer que tout allait bien. Voilà !

- Charlotte : Merci Eugénie. Je passe la parole à Delphine.

- Bonjour. Je m'appelle Delphine Censier, j'ai vingt et un ans. Vous avez pu apercevoir en entrant dans la salle une exposition avec des photos un peu charmantes, pas forcément communes dans une mairie, mais ces photos parlent de différences. Ces photos sont de moi, je suis le modèle de ces photos. Cela a été une démarche pour me découvrir en tant que femme, mais on y reviendra plus tard.
Je suis née au Canada. J'ai déménagé en France pour mieux connaître ma maladie génétique. J'ai beaucoup voyagé, d'abord habité à Paris, puis Rennes, puis Lorient. J'ai fait une terminale S. J'ai décidé d'arrêter mes études comme ça, du jour au lendemain, parce que cela ne me convenait plus. J'ai réalisé que le milieu institutionnel dans lequel j'étais ne me convenait plus. J'ai vécu pendant dix-sept ans une vie de cours et de rééducation, au bout du compte j'avais beaucoup de choses à découvrir dans la société : les gens, la vie, le soleil, les arbres, manger des pizzas à quatre heures du matin... Parallèlement à cela, j'ai pris un domicile en « indépendance » sur Rennes à dix-sept ans et demi. L'institution dans laquelle j'étais me disait : ce n'est pas possible, tu es trop dépendante. J'ai réalisé que c'était plus les autres qui étaient dépendants que moi. Je fais mes courses, mon ménage. Si on peut parler de mon handicap, je suis assise dans un fauteuil électrique : peut-être que je suis un peu fainéante depuis ma naissance et que j'aime bien être toujours bien installée !

- Charlotte : Merci, Delphine. Je laisse la parole à Martine.

- Bonjour. Je m'appelle Martine Pantaléon.
J'ai un handicap visuel qui est apparu tard dans ma vie. Au départ, j'avais une myopie qui a continué d'évoluer à l'âge adulte, ce qu'on appelle la myopie-maladie. Elle évolue vers la cécité. Je n'ai appris ce diagnostic qu'il y a 7 ou 8 ans. C'est une évolution qui se fait de façon infinitésimale chaque jour. Je pourrais la comparer au vieillissement. Il y a une

adaptation qui se fait côté réflexe. C'est absolument indolore, donc il n'y a aucun signal d'alarme.
J'ai fait beaucoup de choses dans ma vie. Je me suis adaptée à des changements de situation. J'ai commencé par l'art et l'archéologie, puis je suis devenue pharmacienne. Puis j'ai changé d'orientation, puisque je n'ai plus la vision, je me suis lancée dans des études de psychologie, de sophrologie, et maintenant je suis devenue sophrologue.

- Charlotte : Merci, Martine. Danièle, nous t'écoutons.

- Bonjour. Je m'appelle Danièle Hugues, j'ai cinquante-huit ans. J'ai déjà pas mal vécu, j'ai fait des études à peu près classiques. J'étais en faculté, j'ai travaillé. J'ai aussi eu une vie affective. J'ai été mariée en 75. J'ai un enfant, Maxime, que j'ai eu en 78. J'ai divorcé. Actuellement, je vis avec quelqu'un depuis six ans environ.
Ce qui est arrivé, le 29 août dernier, c'est que mon fils unique est décédé. Mais je tenais à venir à cette table ronde car cela ne change pas mon témoignage, au contraire. C'est en son honneur que je suis là. Mon fils était comme moi, de petite taille, je lui ai transmis ma maladie génétique.
J'ai été programmeuse-analyste en informatique, puis j'ai été éducatrice spécialisée. J'ai travaillé avec des personnes handicapées mentales légères et avec des sans domicile fixe entre autres. Pour ceux qui sont non voyants, je mesure 1,20m, je suis atteinte de nanisme. C'est un nanisme rare. Cela n'a pas été décelé à la naissance. Je souhaitais avoir un enfant, et je souhaitais que mon enfant… On en parlera après.

- Charlotte : Merci, Danièle. Je passe la parole à Karine.

- Bonjour à tous, je m'appelle Karine Monnet. J'ai un handicap invisible et qui s'oublie, je suis sourde de naissance. Je suis appareillée. Ma famille et l'environnement que j'ai eu ont fait le choix d'aller vers les autres et vers la communication orale. Je travaille actuellement à la SNCF où je fais du contrôle de gestion. Avant, j'ai fait un parcours assez difficile car j'étais en milieu intégré, avec de l'orthophonie au moment du déjeuner. En maternelle, quand les autres faisaient la sieste, je faisais de l'orthophonie. J'ai eu un bac général, j'ai fait un BTS. J'ai commencé à travailler. J'ai une maîtrise de sciences de gestion.

- Charlotte : Toutes les cinq, des parcours très différents, très riches, parfois douloureux, mais une volonté d'y arriver, de se battre, d'être reconnues, et c'est à ce titre qu'elles sont là pour témoigner.
Delphine, la benjamine de nos intervenantes, tu es peut-être fainéante, mais je vais te faire travailler. Tu as toujours vécu en milieu protégé jusqu'à dix-sept ans et demi. Le thème de cette table ronde me donne envie de te demander : comment as-tu fait pour créer ta vie de femme en quittant l'institution, en prenant ton autonomie ? Quel a été le déclic pour créer ta vie de femme ?

- Delphine : Je reviendrai d'abord sur une petite chose : je n'ai pas vécu tout le temps en milieu protégé, j'ai toujours été scolarisée en milieu protégé car il y a dix ans, les écoles publiques n'avaient pas suffisamment de fonds pour que j'aie une accompagnatrice à la journée. Donc j'étais dans un zoo, pardon du terme, mais c'est comme cela que je l'ai ressenti.
J'ai fait mes études là-bas, et à dix-sept ans, j'ai craqué, complètement craqué. J'en avais assez des règles, de me lever à telle heure, de manger à telle heure, d'aller aux toilettes à telle heure, de me coucher à telle heure, de me coiffer comme ils le désiraient, de ne pas me maquiller parce que ça prenait trop de temps : j'en avais marre qu'on me dise d'être ce que je devais être. Je voulais être ce que je suis, ce que je veux être. Je voulais être moi. A ce moment-là, j'ai dit à tout le monde : je veux m'en aller. On m'a d'abord dirigée dans un foyer de vie, une très mauvaise idée, car ce n'était pas du tout ce qui me convenait, c'était le partage entre l'institution

réelle et l'appartement. Cela ne me convenait pas. Je ne voulais plus être parquée, je voulais être comme les autres.
Il y en a qui se déplacent debout. Il y en a qui sont minces, d'autres gros, d'autres qui font 1,10m, qui sont noirs, je voulais être comme les autres. J'ai donc pris un appartement, et cela a changé totalement ma vie. J'ai découvert que beaucoup de limites qu'on m'avait bornées étaient fausses, ou peu fiables. J'ai découvert que je pouvais me coucher à 4 heures du matin sans tomber malade le lendemain, que je pouvais manger à n'importe quelle heure, que je pouvais aller aux toilettes plus de deux fois par jour. Je suis devenue libre, une femme libre.
A cette époque-là, j'étais déjà avec quelqu'un au niveau sentimental, et ce n'était pas la première relation que j'avais. J'ai réalisé que cela ne pouvait pas fonctionner, que je n'étais pas bien avec cette personne, parce que j'avais un problème avec moi. Le soir avec des amis on discutait, on parlait de moi, et on me renvoyait toujours une image positive de moi, on me disait que j'étais jolie, ou gentille, d'apparence agréable. Je ne l'ai jamais cru. Et un jour, quelqu'un m'a dit : mais t'es-tu déjà regardée ? C'est une phrase qui a changé ma vie. J'ai réalisé que, à part mon visage, je n'avais jamais regardé mon corps, ce n'était pas mon corps, c'était un outil pour les médecins, les soignants. Je ne savais pas quelle texture avait ma peau, comment étaient mes hanches.
Et un pari avec des amis : tu n'as qu'à faire des photos ! Et j'ai dit chiche ! J'ai fait ces photos. J'ai eu beaucoup de mal à regarder ces photos. J'avais une image très difforme de moi-même. Et au fond, j'ai découvert une femme qui avait les mêmes atouts, les mêmes désirs - pas mal du tout d'ailleurs - que les autres femmes. J'ai découvert que je pouvais être une femme, et petit à petit, j'ai appris que ce corps, qui ne devait servir à rien car soi-disant inerte, avait une âme, qu'il était important dans la vie de quelqu'un car on ne peut pas vivre que dans une tête, il faut pouvoir toucher, se laver soi-même, découper une citrouille d'Halloween... Il faut avoir des

contacts avec notre environnement, ce qui n'était pas donné en milieu institutionnel.
Auparavant, je ne me sentais pas handicapée, mais il y avait un petit quelque chose qui n'allait pas en moi. Aujourd'hui, je ne viens pas parler de handicap, mais de différence. J'ai réalisé que ce qui stigmatise le handicap, c'est le fauteuil. Au fond, c'est comme une paire de chaussures. Je me considère maintenant comme une femme assise. On vit dans un monde avec plein de diversités : grands, petits, gros, minces etc. Il faut aller au-delà de cette notion de handicap et dire que nous sommes tous handicapés. Par exemple, il y a des choses que je sais faire que ma voisine ne saura pas, mais manger les yeux fermés, je ne peux pas le faire, et ma voisine sait le faire.
Ces photos sont devenues petit à petit pour moi un travail. Je me suis dit que, si je transmettais une autre image de moi, les autres me recevaient autrement. A partir de là, je crois que je n'ai jamais entendu parler de discrimination, je ne renvoie rien de négatif et je me sens bien avec les autres. Comme cette démarche a bien marché pour moi, je me suis dit qu'il fallait faire une exposition sur la différence. Aujourd'hui, on vit dans une société qui stigmatise l'apparence physique. On a une normalisation de l'apparence physique. Si tu ne fais pas 90-60-90, si tu n'as pas de tablettes de chocolat comme James Dean, tu n'es pas considéré comme une personne. Je rencontre des valides, invalides, et chaque personne que je rencontre, elle a toujours un petit problème avec elle-même : cela peut être le bourrelet, la ride. Une société, c'est divers, et parce que c'est divers, si on discrimine l'autre, on se discrimine soi-même. Il faut parler de respect de soi et donc d'universalité. Mon travail aujourd'hui est de faire voyager cette exposition. Je viens d'ouvrir mon entreprise. Je suis chef d'entreprise. J'ai des petits inconvénients car l'administratif est compliqué. J'ai des projets de production, j'ai un avenir énorme devant moi. J'espère vivement que les lois vont changer en 2006, qu'elles vont me permettre de me verser un salaire et me permettre de me marier à la personne

que j'aime sans qu'elle soit attachée derrière moi comme tierce personne et d'avoir un salaire sans perdre les bras qui m'aident à travailler.

- Charlotte : Que de points abordés dans ton témoignage ! Je retiendrai essentiellement que tu t'es affirmée, que tu as découvert ta féminité à travers tes photos, et c'est une belle deuxième naissance. Bonne route pour ton entreprise et ta vie de femme à venir.
Je me tourne maintenant vers Danièle. L'importance de l'intégration, mais aussi de la formation et de l'information : ce sont des points qui te tiennent à cœur, à toi, femme et mère à la fois. Tu m'as dit que ton handicap t'avait permis une liberté par rapport à un certain conformisme ambiant et que la transmission de ton expérience est un garant de la protection de la parole, la parole libre de chacun. Cela fait beaucoup de sujets à la fois, que peux-tu nous en dire ?

- Danièle : Si on revient en arrière, quand j'étais jeune, adolescente, je me suis posé beaucoup de questions. Cela tournait dans ma tête. A un moment donné, il en est sorti que j'étais un être humain parce que j'étais issue de deux êtres humains, mes parents. Et la deuxième réponse était que je ne serai jamais comme tout le monde physiquement. Puisque je n'étais pas comme tout le monde, je n'avais pas à me couler dans un moule qui ne me convenait pas. Cela m'a donné une grande liberté : Danièle, tu es petite, sois toi-même ! C'est comme cela que j'ai vécu, en vivant au jour le jour. C'est comme cela que j'ai rencontré quelqu'un, on est tombé amoureux, on a vécu ensemble et on s'est marié. Et il y a eu le projet d'un enfant. Je souhaitais adopter, car je ne voulais pas que mon enfant soit comme moi. Lui, il souhaitait que son enfant soit de son propre sang. C'était il y a plus de trente ans. J'ai posé la question à mon médecin traitant, ou à la gynécologue que je voyais... Des fois, j'ai des flash back qui reviennent... Comme j'étais toute petite, je ne savais pas si

j'étais femme justement. Je me posais la question : pouvais-je faire l'amour avec quelqu'un ?
Comme j'entrais en faculté, à l'époque, il y avait un médecin à la visite médicale, je lui ai posé la question. Il m'a dit : je pense que oui, je vais vous donner l'adresse d'une gynécologue. Elle m'a dit que tout se passerait bien. J'ai pris la contraception tout de suite, la pilule. Je ne voulais pas prendre de risques du tout.
Avec la personne dont j'étais amoureuse, on s'est marié, il y a eu le désir d'enfant. A ce moment-là je voulais savoir si mon enfant serait comme moi ou pas. Donc j'ai demandé à ma gynéco qui m'a dit : je ne peux pas vous répondre, il faut aller en consultation génétique. J'ai rencontré Marie-Louise Briard à l'hôpital Necker. On a fait tous les examens. Il y a plus de 30 ans, on ne connaissait pas mon type de nanisme. Tout paraissait normal, mais ce n'est pas pour cela que c'était normal. Il y avait donc un risque sur deux. Je ne voulais pas le prendre.
Trois ans après, le désir d'enfant est venu dans le corps. Il était tellement fort que j'ai arrêté la pilule, je suis tombée enceinte. Et là, qu'il soit petit ou non, je n'en avais rien à faire, je voulais un enfant. J'ai donc eu Maxime. A la naissance, il était de taille tout à fait classique, mais il me ressemblait beaucoup. Pendant les trois premiers mois, il a suivi ma courbe de croissance. Il y avait une question de responsabilité. J'avais fait ce choix, je me sentais capable d'élever un enfant de petite taille, mais la responsabilité était lourde. Et je n'avais personne à qui en parler. Pourtant, j'avais un mari, des parents, des sœurs. C'était un sujet un peu tabou. J'étais tellement un être humain que ma petite taille n'existait pas, et pourtant elle existait. J'ai commencé à déprimer. Je me disais que ce qui était important, c'était les sept premières années pour élever mon enfant. Je faisais confiance à mon corps.
Puis on a divorcé. Et je me suis aperçu que je déprimais vraiment, et que, si je continuais, je ne serais pas bonne pour élever mon enfant. J'en ai parlé à une collègue assistante

sociale dans une réunion de travail, je lui ai dit : tu crois que je peux en parler à la psychiatre du planning familial ? Elle m'a dit oui. J'y suis allée, j'ai parlé, éclaté en sanglots. Elle m'a arrêtée. Cela m'a fait du bien qu'elle me dise, elle, une professionnelle compétente, j'ai vraiment apprécié ce qu'elle m'a dit : commencez une psychothérapie. Ce que j'ai fait. J'ai aussi souhaité rencontrer des mamans qui avaient la même expérience. J'ai adhéré à l'association des personnes de petite taille. Je suis allée aux assemblées générales. A l'époque, je n'ai pas rencontré de maman qui avait la même expérience que moi. J'étais la seule. Mais je suis restée car j'ai rencontré des personnes qui avaient la même particularité que moi. On pouvait se comprendre, même sans trop en parler. Et ça fait du bien.

- Charlotte : C'est aussi en ton fils, en le voyant évoluer, que tu t'es vue en femme. Tu m'as parlé de la taille de ton fils, du blocage de taille, du désir d'informer et de faire partager ton expérience qui a été difficile. C'est là que tu as compris l'importance de faire passer…

- Danièle : Oui, de témoigner. Actuellement il y a plein de mamans de petite taille à l'association, qui ont des enfants de petite taille ou des enfants de taille classique. Il y a des femmes de petite taille qui ont des compagnons ou de petite taille, ou de taille classique… Pour faire un enfant, il faut d'abord se rencontrer. Dans un premier temps, je partage la façon d'être, et après, vient la parole. Le sens de ma vie actuellement, c'est de témoigner, de donner de l'information la plus juste possible, c'est-à-dire d'aller en conseil de génétique, d'oser aller voir un médecin avec qui on s'entend bien, en général un médecin de proximité car c'est plus facile, et que ce médecin soit en contact avec des médecins très spécialistes.
Si mon fils est décédé, c'est d'une crise d'asthme aigüe. Il avait des problèmes pulmonaires. Il graillonnait depuis quatre ans. Quand il montait les deux étages, il était complètement

essoufflé, alors que moi, j'étais fraîche. Il ne voulait pas se soigner, enfin il ne voulait pas prendre soin de sa santé comme moi je l'aurais souhaité. Il est allé une fois à l'hôpital en urgence, il est resté quatre jours de lui-même.
Je m'embrouille un peu...

- Charlotte : Le décès de ton fils ne t'a pas empêchée, au contraire, il t'a même renforcée : tu es allée faire des examens à l'hôpital pour faire progresser la connaissance sur votre nanisme.

- Danièle : Mon fils m'a donné une force. En naissant et en vivant, et même aussi en mourant, je ne veux pas... Il m'a donné un enseignement : j'étais peut-être un peu timorée, je vivais ma vie. Je suis active dans le collectif associatif, mais maintenant, je n'ai plus rien à perdre. Mon fils, il est dans l'autre monde. Dans ce monde-ci, j'ai vraiment envie que cette expérience serve, c'est-à-dire témoigner... Si je suis émue, c'est parce que c'est un peu tôt encore pour témoigner...

- Charlotte : Merci, Danièle de ce témoignage plein d'émotion. Nous sommes de tout cœur avec toi.
Je me tourne vers Karine. Lors de la préparation de cette table ronde, tu m'as dit l'importance de l'acceptation de ton handicap, malgré une colère et une frustration permanentes. Et tu as du caractère. Tu as dû mettre des stratégies en place pour être reconnue dans tes compétences. Quelles sont-elles ?

- Karine : Comme je le disais tout à l'heure, j'ai un handicap : la surdité. Quand j'enlève mon appareil, je n'entends que 2% des sons. Avec mes appareils, j'entends à 50%. Il y a donc tout un travail de reconstitution pour la compréhension des mots. J'ai eu une tante orthophoniste, j'ai des parents qui m'ont donné les moyens d'aller vers la société. Pendant ma scolarité, ce sont mes parents qui m'ont soutenue, et vers dix-huit ans, j'ai compris que je ne pourrai pas faire semblant. Il y avait des moments où je ne pouvais pas faire semblant. Là, je me suis dit : il faut que je comprenne quelles sont mes compétences, mes capacités. C'est là que j'ai compris, et c'est le message que j'ai envie de faire passer : l'acceptation de son handicap. Sinon on ne peut pas mettre tous les moyens en œuvre pour avancer. Quand j'ai pris conscience de cela, ça s'est transformé en force. J'ai préparé un bac dans un établissement pour sourds, car jusqu'en première, je n'arrivais pas à avoir le niveau en langues. Pendant deux ans, j'ai été dans cet établissement pour sourds, dans un milieu protégé. Après, j'ai fait un BTS, j'étais dans un environnement cadré. Après le BTS, j'ai travaillé. J'ai fait une formation à l'administration des ventes, à la comptabilité. J'ai travaillé dans deux entreprises différentes, et je m'apercevais que je n'apprenais plus rien. J'ai postulé pour faire une formation continue. Ca a été une période difficile car c'était un groupe d'adultes, et la compréhension du groupe, à un moment, je suis déconnectée car je me concentre énormément, il y a toujours un décalage. C'est difficile à faire comprendre ce qu'est la surdité. Lors d'une exposition, j'ai vu un écran où l'on se voit dedans, on est filmé, mais il y a un décalage, l'écran répétait mes gestes seulement trois secondes après. C'est pareil avec le son.

- Charlotte : C'est une lutte constante. Tu t'appliques à faire cela tous les jours.

- Karine : Il y a des journées où je suis très fatiguée car la concentration... Entendre, c'est un boulot à plein temps.

- Charlotte : Un boulot à plein temps ! Au travail, qu'as-tu mis en place pour travailler comme tout le monde en tenant compte de ta différence ?

- Karine : Je suis dans un environnement, je travaille dans une entreprise, au sein d'une équipe. Par exemple, quand je vais à une réunion, je m'arrange pour avoir un ordre du jour,

pour être en bout de table pour avoir une vision d'ensemble, pour voir qui parle, qu'Untel, c'est le responsable de ceci, donc il va forcément parler de cela. Dans mon bureau, on est trois. Je me mets face à la porte pour voir qui entre. Sinon, dos à la porte, je n'entendrais pas une personne arriver, et je ne dirais pas bonjour. C'est ce côté anticipatif qui permet de pallier le décalage.
La singularité, la différence, c'est aussi ce qui est notre force. Et on peut changer le regard et donner une autre dimension au handicap.

- Charlotte : Merci, Karine. Merci de nous avoir fait part de ta conviction profonde et de ta façon de la mettre en œuvre. Ton handicap et ta singularité sont une richesse.
Eugénie connaît elle aussi une belle intégration professionnelle. Tu me parais extrêmement entourée affectivement, amicalement. Comment t'es-tu construite avec ta maladie, qui n'est pas génétique, maladie encore peu connue, qui te terrasse soudainement et aléatoirement ? Comment vis-tu ta vie de femme, tant professionnelle que sociale, familiale, amicale ?

- Eugénie : Ma vie de femme, je la vis très très bien. Avec ma maladie qui peut faire irruption du jour au lendemain, comme actuellement. Justement aujourd'hui j'ai eu une permission car j'ai fait une nouvelle poussée de ma maladie qui m'a pris les jambes, car normalement je marche. Là, je suis en phase de rééducation. Je suis hospitalisée actuellement.
Mon parcours a été assez difficile. Jusqu'à mes quatorze ans, j'ai été jusqu'à la troisième sans problème, je n'avais aucun problème de santé, tout allait bien, je travaillais bien. C'est un été, en 1994, où la maladie est arrivée. Je suis tombée très malade. J'ai été hospitalisée une première fois, cela a duré du mois d'août au mois de décembre. J'étais paralysée, j'étais tombée dans le coma pendant un mois et demi. Cela a été très difficile pour ma famille, mes amis, et surtout ma famille, mon petit frère et ma grande sœur, qui ont été

particulièrement présents, qui le sont toujours. J'ai été hospitalisée sur Paris, mes parents habitaient dans l'Aube. Ils ont tout fait pour toujours venir me voir. Cela a été quand même très difficile pour eux.
Je me suis battue car la première fois, les médecins disaient : il lui faudra un an au moins pour se remettre, et en fin de compte, j'ai mis six mois. Je ne me suis jamais laissé aller, j'ai toujours voulu aller plus loin, ne pas attendre. J'ai eu un très grand soutien, c'est cela qui m'a beaucoup aidée.
Après mon hospitalisation, j'ai repris le cours normal de ma scolarité. J'ai commencé une seconde en janvier, cela a été très difficile car j'étais encore très fatiguée, je ne pouvais pas suivre tous les cours. Chaque fois, j'allais me reposer à l'infirmerie, donc l'année était un peu difficile. Ensuite, j'ai repris une seconde qui a été encore coupée par une nouvelle poussée de la maladie au niveau des jambes. Je suis allée dans un centre de rééducation où j'ai terminé ma seconde. Je commençais à avoir un peu peur, je me disais que je resterais toujours en seconde. J'ai vu des assistantes sociales pour m'aider, pour voir ce que je pouvais faire avec ce problème car on m'a dit que cela pouvait toujours arriver. On ne savait pas exactement ce que c'était, je ne pouvais pas continuer comme cela.

- Charlotte : Les années scolaires qui ont suivi ont été ponctuées de poussées de ta maladie.

- Eugénie : Oui. J'ai passé un BEP, un bac technologique. J'ai commencé un BTS normal, et puis un BTS en alternance car ça n'allait pas, et pendant deux ans, j'ai été en alternance avec une entreprise.

- Charlotte : Qu'est-ce qui t'a motivée à persister ? Qu'est-ce qui t'a soutenue ?

- Eugénie : Ce qui m'a permis d'avancer, c'est ma famille et mes amis. Les amis, on les reconnaît surtout à ces moments-là. J'ai des amis depuis toute petite, j'habitais à la campagne, j'ai gardé des contacts depuis mon enfance, que j'ai jusqu'à maintenant, c'est ça qui m'aide beaucoup. Ma famille, et maintenant mon mari, car je me suis mariée cette année, m'aident vraiment beaucoup. Je travaille chez SFR. Je suis chargée de clientèle. Je ne peux leur dire que merci car, quand j'ai été embauchée, j'ai commencé par un CDI, la formation devait durer trois semaines, on était quinze, j'étais la seule malvoyante.

- Charlotte : La première handicapée visuelle de ce site... Tu as permis des aménagements…

- Eugénie : Je peux faire mon travail comme tout le monde. D'ailleurs, au téléphone, personne ne voit mon handicap.

- Charlotte : Merci. Martine, tout comme Eugénie, tu as découvert ton handicap tardivement, même plus tardivement. Tu t'es vu obligée de reconstruire ta vie pour te réaliser autrement. Comment as-tu réussi ta deuxième vie de femme ?

- Martine : Par rapport à l'aspect génétique de cette maladie, je ne l'ai appris qu'à cinquante ans. J'ai eu mon fils à vingt ans. A cette époque, j'avais une myopie légère, corrigée par des lentilles. Il y a quelques années une ophtalmo a fini par me dire clairement qu'il fallait envisager la cécité. Quand je l'ai appris, je me suis dit que j'allais y arriver par la volonté, et je n'ai fait que m'occuper de cela. J'ai vraiment essayé tous les médecins, toutes les thérapies. Et je me suis rendu compte que le travail et la volonté ne marchaient pas. Je me suis rendue à l'évidence que je ne pouvais pas influer sur le cours des choses. Là, j'ai accepté la chose, enfin pas accepté vraiment car j'ai fait une dépression très longue. Si je m'en suis sortie, c'est d'abord par le soutien de mes amis, l'affection de ma famille et surtout avec l'aide de mon compagnon, Daniel, qui m'a apporté beaucoup de courage.

Je ne savais pas quoi faire de ma vie à ce moment-là. Tout ce qu'étaient mes passions, mes désirs, je perdais cette possibilité. Donc est venue à moi la musique. Cela a été la première chose qui m'est apparue. Je me suis mise au piano. A ce moment-là, je ne bougeais pas de chez moi, j'étais dans la grisaille la plus complète, j'avais peur de sortir. Je structurais mes journées avec le piano. Je me suis prise au jeu, je n'avais jamais rien fait d'aussi difficile de ma vie. J'avance tout doucement, mais sûrement, et j'y trouve beaucoup de plaisir. Je suis amateur, et je sais que je resterai amateur, donc il fallait que je retrouve une activité professionnelle. J'ai hésité, j'ai cherché. Et j'ai fait quelque chose dont j'avais toujours rêvé : des études de psychologie. J'ai énormément appris sur les autres et sur moi-même. J'ai eu l'opportunité de faire de la sophrologie. Cela a été un formidable outil qui m'a permis de sortir de ma dépression, de cet état dans lequel j'étais, et de reprendre goût à la vie, d'avoir de nouveau des projets, d'avoir une vie intéressante. C'est vrai que j'arrive à un âge où j'ai fait beaucoup de choses, le temps est là. J'ai touché à beaucoup de choses qui ont été importantes, essentielles.

- Charlotte : L'annonce de ton handicap t'avait obligée à changer ta vie…

- Martine : J'étais dans le boulot avec beaucoup de soucis, de problèmes. Maintenant, je vis tout à fait bien. Je déstresse au maximum. J'arrive à un état de sérénité, on peut dire de bonheur, de douceur de vivre. Je n'ai jamais été aussi heureuse de ma vie.

- Charlotte : Merci Martine de ce beau témoignage d'espoir qui permet de clore cette table ronde sur une note extrêmement positive. Merci à nos intervenantes, soyez remerciées de vos témoignages riches et forts. Vous nous avez montré comment vous vous êtes construites ou reconstruites et avez réussi votre vie de femme. Je laisse la parole au public.

- Maudy : La salle va pouvoir poser ses questions. Je pense que vous en avez beaucoup à poser. Madame Briard va monter à côtés des « témoigneuses » qui ont été formidables. Et posez toutes vos questions, nous avons près d'une demi-heure.

- Fatima : Je viens de Marseille pour voir Maudy et Delphine, car j'ai été touchée par le témoignage de Delphine. Elle avait fait un article sur « Marseille Hebdo ». C'était chaud à Marseille car on était surpris de voir qu'une jeune femme pouvait parler de sexualité. Je suis au centre d'information du droit des femmes à Marseille. On se pose des questions sur l'insertion de la femme handicapée dans l'emploi. J'ai aussi une association qui s'appelle « Femmes et handicap » qui travaille sur la discrimination des femmes. Je suis venue pour pouvoir créer des réseaux sur Marseille. Ma question est pour Delphine : quand elle parle de son entreprise, a-t-elle envisagé d'apporter ses photos ailleurs qu'à Paris ?

- Delphine : Je voyage partout, on pourra en reparler après, ce sera avec plaisir.

- Philippe : On va se concentrer sur les questions concernant la génétique. Une consigne : il est important que chacun puisse se présenter.

- Edith : Aura-t-on le témoignage de personnes ayant des difficultés dans leur travail ? Je pense qu'il y en a beaucoup. Ainsi que des problèmes après avortement.

- Marie-Louise Briard : Vous avez posé le problème de la difficulté d'interrompre une grossesse, c'est toujours très très difficile de décider de faire ce choix-là. Danièle, tout à l'heure, nous a dit qu'elle avait fait un autre choix, mais les possibilités de diagnostic prénatal entraînent d'autres questions. Je suis contente que ce soit une psychologue clinicienne qui ait animé cette table ronde. Faire un diagnostic prénatal, ce n'est jamais simple, faire un enfant, ce n'est jamais simple, interrompre une grossesse ce n'est jamais simple. Il ne faut pas hésiter à vous faire accompagner, depuis l'annonce du handicap jusqu'à l'interruption de grossesse, si IVG il y a lieu, et jusqu'après. On peut faire une IVG une fois, et plus tard, décider de mettre au monde un enfant handicapé. Le rôle des psychologues est très important et aussi des médecins. A l'époque, nous n'avions pas cet accompagnement des psychologues. Il y a des centres pluridisciplinaires de diagnostic prénatal où l'on trouve l'accompagnement de psychologues.

- Liliane, de Paris : J'ai un ami qui est aveugle à cause d'une cataracte congénitale, qui a fait deux enfants très malvoyants également à cause de la même cataracte. Très souvent, il dit qu'il est de la mauvaise graine. Que puis-je faire pour lui, que lui répondre ?

Charlotte : La psychologue va vous répondre, même si je ne suis pas là à ce titre. Le regard de soi est important. Sur l'accompagnement, quel que soit le handicap, quelle que soit la situation, handicap ou pas d'ailleurs, la grossesse et la maternité sont des affaires suffisamment importantes pour pouvoir bénéficier d'un tel accompagnement.

- Danièle : Quand il dit qu'il est de la mauvaise graine, vous lui dites ce que vous ressentez ? Qu'est-ce que cela vous fait à vous de l'entendre parler comme ça ?

- Charlotte : Je rajouterai : la phrase qui a changé la vie de Delphine, c'est : est-ce que tu t'es déjà regardée ? Il faut peut-être faire résonance.
Martine ?

- Martine : Vous parliez de cataracte. La cataracte n'est pas du tout un handicap, c'est quelque chose de fréquent. Cela s'opère en ambulatoire, cela dure un quart d'heure. C'est un vieillissement, ce n'est pas du tout un handicap. C'est complètement anodin.

- Marie-Louise Briard : Je suis tout à fait d'accord que la cataracte de vieillissement n'est pas un handicap, j'ai été opérée il y a trois mois, ce n'est pas un handicap. Mais les cataractes congénitales peuvent être transmissibles. Maintenant, on les opère parfaitement bien. Le véritable problème, c'est quand même l'insertion dans la société de ces personnes, je crois qu'elles ont besoin d'être entourées.
Ce qui me semble important, c'est le rôle des associations de malades qui peuvent aussi bien aider les personnes. Il y a sûrement quelque chose à faire. Ce n'est pas parce qu'on a une maladie génétique qu'on est responsable de ses gènes. Entendre encore en 2005 dire que c'est de la mauvaise graine, cela m'horrifie !

- Maudy : Je pense que votre question est extrêmement intéressante et qu'elle concerne beaucoup de personnes et beaucoup d'entre nous. Lorsqu'on est porteur d'une singularité, nous avons tous un sentiment de culpabilité car nous sommes encore en référence avec la norme. La norme, c'est que nous devons avoir des enfants qui soient le mieux possible. Dès qu'un enfant naît hors de la norme, les parents ont un sentiment de culpabilité. Si cette personne est tenaillée par cela, il faut qu'elle aille en parler à quelqu'un.
Le travail de cette journée est de réaliser que la singularité est une richesse, et qu'on n'est pas coupable parce qu'on est singulier. Nous sommes tous différents, et si votre ami se sent de la mauvaise graine, c'est parce que ses enfants ne sont pas comme il aurait voulu qu'ils soient, et peut-être que ses enfants sont encore mieux que son désir.

- Philippe : Merci, Maudy. Une dernière question. Beaucoup de bras se soulèvent. Il y aura deux autres tables rondes cet après-midi.

- Brigitte : Dans les discussions, souvent, on parle de surmonter le handicap. Je ne comprends pas bien. Quand on est handicapé, on a des avantages secondaires qu'il ne faut pas négliger. Donc il faut en profiter, et ne pas laisser étouffer l'individu par des structures aliénantes que peuvent être l'hôpital, l'Eglise, les administrations etc. Je crois qu'il faut échapper à cela, quitte des fois à des débordements, comme la folie... Il y a tellement de façons de s'exprimer en dehors des normes. Pourquoi quand on a des cartes qui ne sont pas bonnes vouloir les refiler à un enfant comme si on lui disait : à toi coco, à toi de payer.

- Charlotte : Surmonter, peut-on surmonter ? Peut-on accepter ? Martine disait que non, Karine disait que oui. Mais c'est une acceptation, aller vers la société et les autres puisque la société ne vient pas vers nous. Le but et le propos de cette association et de ce forum sont justement de dire que ce n'est pas que des mauvaises cartes, c'est aussi une richesse, un droit d'expression et de pouvoir dire que nous sommes citoyennes avant d'être handicapées.

- Danièle : Pour la transmission de la vie avec un handicap, j'ai transmis la vie à mon fils qui était de petite taille, de 1,30m. Il a vécu vingt sept ans, cela a été une vie pleine. Il n'y avait qu'à voir à l'église tous ses amis qui ont témoigné, tous les gens du quartier. Ce qu'il a apporté, ce sont des graines de richesse que je souhaite qui germent vraiment. La petite taille a apporté aussi à tout son entourage.

- Delphine : La vie n'est facile pour personne. On a tous un jeu de cartes avec des atouts et des désavantages. Dans n'importe quelle situation, on est face à des défis. Et soit on décide de les relever, ou de ne pas les relever.

- Je m'appelle Hélène. Je suis une personne handicapée moteur IMC, je suis née avant neuf mois, avant terme. Une femme handicapée qui a une maladie génétique, a-t-elle une maladie génétique née à six mois et demi, ou à sept mois et demi ?

- Marie-Louise Briard : Le handicap génétique n'existe pas forcément avant la naissance. L'important est de faire le diagnostic de l'origine du handicap qui peut être congénital par exemple, au cours de la grossesse. Il faut vraiment s'assurer qu'il ne s'agit pas d'une maladie génétique... Il y a des personnes qui n'ont pas une maladie génétique comme la maladie de Little, mais une maladie qui est due à une erreur de diagnostic. J'ai beaucoup d'exemples montrant qu'on peut se tromper. Si vous voulez donner une réponse comme cela dans un amphi, cela n'a pas beaucoup de sens, chaque dossier doit être examiné. Vous avez le droit de demander de rencontrer des médecins compétents qui vous répondront de bonne façon.

- Une femme : Une question à Madame Briard : connaissez-vous la myélite ?

- Marie-Louise Briard : On n'est pas là pour faire un conseil génétique devant une salle. Myélite veut dire une inflammation de la moelle. Il peut y avoir plein de causes, et dans ces conditions, je ne peux pas répondre à votre question n'ayant pas votre dossier.

- Je suis Dinah, je viens d'Allemagne. Pour moi c'est la question : si une femme handicapée veut avoir un enfant ou non. C'est la question qui se pose. Toute femme, handicapée ou non c'est la même question : si tu veux avoir un bébé, on ne doit pas sélectionner. Pour moi, c'est important. Maudy a dit que notre handicap c'est une richesse pour la société. Merci.

- Philippe : Ce sera la conclusion de cette table ronde. On remercie toutes les participantes à la table ronde.
Il va y avoir un défilé de mode, et deux témoignages. Puis ce sera l'heure du repas.
Le défilé de mode, est présenté par une association qui s'appelle « Regard de soie ». Je vais appeler la créatrice de cette association : Christine Onderbeke-Boutillier.

- Christine : Bonjour. Je suis fondatrice et coordinatrice de l'association « Regard de soie ». Nous allons vous présenter un défilé de mode, un extrait du défilé de mode qui a eu lieu le 6 novembre.
Il y aura quatre personnes : deux ce matin, et deux cet après midi. On est très contents d'être là. Merci.

- Roxane : Je vais vous lire un poème :
Apprendre à embellir la vie avec de la joie et de la sérénité, avoir le plaisir de se réveiller, cela donne la joie de sourire et de vivre une journée de plus. Plus on sourit plus la gaité s'enrichit et nous permet de mieux vivre. Et s'ouvrir envers les autres personnes. Comme quoi embellir avec le sourire nous aide à mieux vivre malgré les difficultés de la vie. Grâce au sourire, les mauvaises humeurs et les mauvais caractères se relaxent et apportent la joie de vivre. J'ai un besoin de créer, alors j'ai tricoté ma robe, j'ai mis huit mois à la faire, c'est presque un bébé. J'ai besoin de plaire, d'exprimer ma féminité, besoin aussi d'exprimer ma joie de vivre. Je voudrais être aussi belle et appétissante qu'une tarte à la framboise. Je passe comme une robe...

(chanson sur le thème « je passe comme une robe »)

Audrey : « Out of Africa »
J'avais une ferme en Afrique. Ainsi commence ce film. Paysage grandiose qui donne l'impression que tout est possible. Ce soir, tout est possible. Je suis cette femme qui va au bout de sa passion, que rien ne semble arrêter, je vais au bout de mes rêves. La vie est un don merveilleux, même dans la différence.

(musique)

- Philippe : Cet après-midi, il y aura encore un défilé. C'est l'association Regard de soie. On les remercie pour la prestation.
Pour terminer la matinée, nous allons avoir deux autres témoignages. Je vais appeler Colette Foulon et Geneviève Lang.
Colette Foulon est sage-femme, échographiste et elle exerce à l'hôpital de la Salpêtrière.

Une sage-femme échographiste

- Colette Foulon : Je remercie Madame Piot de me permettre de parler des sages-femmes. J'ai des collègues dans la salle. Sage-femme : on est amené à réaliser des accouchements de femmes handicapées, de pathologies maternelles. Tout cela pour dire qu'on peut être enceinte sous surveillance. Maudy Piot m'a demandé de parler du diagnostic prénatal, la médecine fœtale, mais Madame Briard a déjà bien parlé de tout cela. Donc je vais apporter mon témoignage de sage-femme échographiste.
Le fœtus est un patient particulier parce que ce sera un futur enfant et un futur adulte. L'échographie est un moyen de diagnostic parmi d'autres.
Quel est le but ? C'est tenter de définir ce que deviendra ou pourra être la vie future de cet enfant, de rassurer les couples avec des antécédents de handicap, de promouvoir des grossesses de couples à risques, de traiter in utero, permettre

d'opérer des nouveau-nés afin de les sauver en cas de malformation cardiaque sévère ou digestive. Bien accueillir un enfant malade, accompagner des fœtus qui seront des enfants handicapés, voire interrompre des grossesses dans des cas désespérés ou des malformations létales.

On se heurte donc à de nombreuses difficultés. Établir un diagnostic, mais surtout un pronostic, avec des conséquences sur l'imaginaire de l'enfant qui est rêvé, attendu et sur l'anticipation sur l'avenir.

On ne voit pas tout à l'échographie. Ce n'est pas parce qu'on ne voit pas qu'il n'y a rien. Il y a trois échographies pendant la grossesse : à 3, 5, et 7 mois. Ou plus s'il y a des problèmes. Il y a trois mots à retenir : l'information, la non-précipitation, prendre son temps pour prendre une décision d'arrêt de grossesse ou de suivre une grossesse dans un état grave, informer et accompagner ces couples et les familiariser avec la pathologie du fœtus.

Souvent, des couples n'ont jamais vu de handicap, ils ont de mauvaises informations. Donc il faut être très prudent sur les mots prononcés à l'échographie, faire vérifier par des échographistes référents, informer des centres de diagnostic prénatal où se trouvent des spécialistes, et approfondir et préciser au maximum le diagnostic. Quand il y a une demande d'interruption médicale de grossesse, ce sont les parents qui en font la demande et qui signent. Le corps médical est là pour informer.

Je peux rappeler la définition de l'IMG selon la loi de 1994. « L'IMG peut être pratiquée à toute époque de la grossesse si deux médecins attestent après examen et discussion que la poursuite de la grossesse met en péril grave la santé de la femme ou qu'il existe une forte probabilité que l'enfant à naître soit atteint d'une affection d'une particulière gravité reconnue comme incurable au moment du diagnostic. »

En tant que sages-femmes, on est tout à fait positives sur le handicap et la grossesse. On a plein de moyens de faire des césariennes, de suivre les grossesses, donc nous encourageons les sages-femmes à accueillir des grossesses chez les femmes handicapées. En général, les grossesses se passent bien. On a beaucoup de malentendantes, de femmes en fauteuil. On a plein de modes d'accompagnement. Tout se passe bien.

- Philippe : Merci Madame Foulon. Je pense que beaucoup d'entre vous connaissent Geneviève Lang. Elle est professeur au CNAM. Elle est une militante, elle est fondatrice du pôle handicap et citoyenneté.
Elle est mère d'un jeune adulte handicapé, atteint d'une maladie génétique.

VINGT SEPT ANS APRÈS

Geneviève Lang

- Geneviève Lang : Merci Maudy.

Aujourd'hui, la raison de cette intervention, c'est non pas ma vie professionnelle ou ma vie de militante, c'est ma vie personnelle.

Je remercie Maudy de m'avoir invitée à vous apporter mon témoignage dans cette matinée qu'elle a intitulée « Le handicap en héritage ».

Ce témoignage n'a d'autre valeur que celle d'une expérience très personnelle. Chaque parcours de vie est unique ; chaque expérience est encore plus singulière lorsqu'elle doit composer avec ce que nous appelons communément le « handicap ».

Cette intervention, ne concerne pas directement ma vie professionnelle, ni ma vie de militante, mais bien ma vie personnelle, c'est à dire un aspect de ma vie dont je ne parle jamais - ou très exceptionnellement - pour des raisons qui tiennent certainement à de la pudeur, mais également parce que, dans ma vie professionnelle, ma qualité de mère d'un enfant handicapé dévaloriserait immédiatement, décrédibiliserait auprès de nombreuses personnes, mon enseignement, mes recherches, dans ce même domaine. Vous savez tous, comme moi, que le handicap est socialement contagieux et qu'il ne sert généralement pas la carrière de ceux qui y sont confrontés directement.

Il m'a été demandé aujourd'hui de témoigner sur ce qu'avait été « ma vie, devant moi » après un événement cruel, ici, l'annonce du handicap de mon enfant. Je suis effectivement ici au titre de mon expérience de maman d'un enfant né en 1977 - qui est aujourd'hui un jeune homme de vingt huit ans - handicapé atteint d'une maladie neuromusculaire, d'origine génétique. Notre fils a, en effet, « hérité » d'une déficience motrice très lourdement invalidante que nous partageons avec lui depuis sa naissance.

Comment ai-je relevé le défi : construire « la vie devant soi » avec, en partage, le handicap de son très jeune enfant et « l'héritage génétique » ? Il faut, dans le cas de ce témoignage, prendre la mesure du temps. Madame Briard nous a fait un brillant exposé sur la génétique ; sur les enseignements et réflexions philosophiques qu'elle alimente aujourd'hui ; sur des avancées scientifiques aux perspectives extrêmement riches et prometteuses. Il nous faut prendre la mesure des formidables conquêtes liées aux progrès de la génétique depuis vingt ans et de la révolution qu'elle a permise dans le domaine de l'annonce du handicap d'un enfant atteint d'une maladie d'origine génétique. Il y a vingt-huit ans, les choses étaient très radicalement différentes.

L'Histoire commence, comme toutes ces Histoires, avec celle de l'annonce du handicap. Les personnes qui ont connu ces moments cruciaux savent de quoi je parle. Mais dans le cas d'une maladie d'origine génétique, il ne s'agit pas d'une seule annonce, mais de plusieurs annonces simultanées, je dirais, d'annonces en cascade :

La première, celle du *diagnostic* de la maladie, de ce mal qui affaiblit les muscles de notre enfant, au point qu'il ne peut s'asseoir ni se tenir assis, et encore moins se dresser sur ses petites jambes toutes molles. Il a alors dix-huit mois, nous sommes en 1979. Après une longue période d'investigations et d'hésitations, le corps médical tranche et jette un nom barbare sur le mal : Amyotrophie Spinale Infantile ; de rapides explications qui nous laissent ébahis : une maladie neurologique qui touche la corne antérieure de la moelle épinière des jeunes enfants… Suit immédiatement une série d'autres annonces, peut-être encore plus terribles et déterminantes pour l'avenir :

Celle qui doit répondre à la seule question qui nous taraude l'esprit : y a-t-il un traitement ? Que sait-on de cette maladie ? Sait-on la soigner, la guérir ? Question infiniment plus importante encore pour nous que celle du diagnostic : celle du *pronostic*. C'est lui qui va décider de l'avenir de notre enfant, du nôtre. Verdict très sévère : nous découvrons que l'atteinte est *évolutive* ; et évolution d'autant plus rapide que la manifestation de la maladie est précoce. Coup de massue : l'espérance de vie de notre enfant ne dépassera pas trois ans (il en a deux, à peine). Pour l'instant, il gazouille, incrédule, dans sa poussette tandis que ses deux parents chavirent dans le néant.

Suit alors, une avalanche d'informations sur *l'origine* de la maladie (*génétique*) et sur *son mode de transmission* (autosomique récessive) : chacun de ses parents lui a transmis le gène de sa maladie. Nous sommes propulsés en une fraction de seconde dans la cinquième dimension et achevés à coup de conseil génétique.

La dernière annonce nous touche dans notre chair, c'est une amputation : notre destin devient un jeu de loterie, un jeu de hasard ; notre vie se joue à la roulette russe : une balle sur quatre est mortelle. Il ne nous est pas conseillé de jouer. Notre fils n'aura pas de petit frère ni de petite sœur.

Je ne pense pas qu'à l'époque, le médecin ait eu pleinement conscience de ce qu'il nous annonçait, de ce qu'il portait un coup d'arrêt au projet de vie que, comme tous les jeunes couples, nous nous étions construit.

Plus personnellement, je me suis sentie directement atteinte dans ma vie de femme, dans mon souhait d'avoir d'autres enfants et de fonder une famille. Je me trouvais confrontée à un interdit de maternité.

Les réponses à nos questions sur l'avenir des personnes qui étaient atteintes de cette maladie, furent tout aussi définitives et décourageantes. Notre vie, promettait d'être mangée par les soins très lourds et notre présence quotidienne, 24 heures sur 24, auprès de notre enfant (suivi orthopédique rigoureux, séances de kinésithérapie, corset orthopédique et attèles de

nuit pour juguler les déformations, apprentissage des massages, des techniques de verticalisation, de postures, de kiné respiratoire; retournement la nuit ...) ; mobilisation des professionnels, mais aussi beaucoup de nous, et de tous les instants ; récit de la vie misérable des rescapés du naufrage qui ont réussi, sans que la science l'explique, à naviguer jusqu'à l'âge adulte et qui vivent reclus chez eux, inoccupés, entretenus par leurs parents, usés par la tâche... Corps sans vie, ombres pitoyables, abandonnés à eux-mêmes, et coupés du monde ; encouragement à *placer* notre enfant dans des établissements prévus pour ces « enfants-là », à nous séparer de lui, ce qui nous aurait permis de vivre « normalement »; allusion appuyée aux « couples qui ne survivent pas à l'épreuve » et au destin des « mères qui doivent renoncer à leur vie sociale, à travailler, qui doivent assumer seules » ...
Au total, un programme empreint de compassion, de charité, de culpabilité, de fatalisme, d'une très grande résignation : notre Histoire et notre culture judéo-chrétienne en raccourci, et aucun mot encourageant. Nous étions seuls, absolument seuls, face à notre destin.
J'entendais prononcer le mot de culpabilité tout à l'heure. Je ne me souviens pas qu'à l'annonce du handicap de notre enfant, nous nous soyons sentis coupables. Mais nous nous sommes sentis éminemment *responsables* de son avenir et, animés par la foi dans les ressources insoupçonnables de l'individu, nous avons, passé le choc de l'annonce, pris la décision de relever le défi, d'imaginer pour notre enfant, un avenir au plus près de celui de ses petits congénères ; pour nous, celle de vivre pleinement notre vie de parents.
Pour moi, un des challenges les plus importants, était d'admettre un futur ; de percevoir « une vie devant moi ». Cela signifiait : continuer à travailler, garder une vie sociale, ne pas céder un pouce de terrain au malheur ; ne voir que le positif, persuadée que notre enfant puiserait sa force, son optimisme, dans ceux de ses parents, dans les miens. J'ai immédiatement banni tous pleurs, toute lamentation, évité d'entretenir chez l'autre toute forme de compassion qui

m'était absolument insupportable. Après tout, j'étais une femme, une mère, comme les autres. Restait simplement à inventer la nouvelle vie qui s'offrait à moi, très différente de celle que j'avais imaginée ; sans doute aussi infiniment plus difficile.
Cette vie a trouvé ses contours dans un programme qui s'imposait à moi comme une évidence, gravé de symboles universels de notre République : Liberté – Egalité – Fraternité. Les Droits de l'Homme constituaient mon radeau de survie. Tout devenait simple, la route s'ouvrait devant moi en même temps que, sans doute portée par une certaine inconscience, je dessinais sa vie : mon enfant irait à l'école du quartier, ferait des études, aurait un métier, un appartement, une famille, voyagerait, aurait des joies, des soucis... comme les autres. Après tout, il avait les mêmes droits que tous les individus, et nous aussi. Le « pays des droits de l'Homme » ne pouvait pas nous abandonner, nous ignorer. D'ailleurs nous savions vaguement qu'une loi avait été adoptée qui devait aller dans ce sens et promouvoir l'intégration des personnes handicapées dans la cité... Il n'était donc pas question d'abdiquer. Moi, je souhaitais vivre une véritable expérience de maman, pas une expérience au rabais, comme on s'acharnait à me la prédire : accompagner mon enfant à l'école, organiser ses anniversaires, le suivre dans ses études, l'amener à l'âge adulte et préparer son envol du nid ...
Itinéraire à peu près conforme à mes espoirs : à deux ans et demi, premier fauteuil électrique (un prototype anglais à l'avant garde pour un enfant, précurseur dans son pays) - déménagement pour un immeuble totalement accessible et proche des établissements scolaires - intégration scolaire dès la maternelle et parcours sans faute jusqu'à la fin des études (DESS de droit – diplôme d'Avocat) avec en parallèle des voyages et études à l'étranger, à Cambridge, à Columbia New-York , avec et sans ses parents - aujourd'hui cadre juridique dans une grande collectivité - un logement

indépendant, totalement adapté - début d'une vie affective et sentimentale ...
Ce tableau peut paraître idyllique, sans doute parce qu'il repose, il faut le reconnaître, sur une chance qui a bien voulu nous sourire dans ce halot de tristesse. La première chance, c'est que la génétique n'est heureusement pas une loi exacte, et notre fils a survécu, dans des conditions plutôt bonnes ; la seconde, c'est que nous avons été deux à nous épauler dans cette aventure, sans faille; la troisième, c'est que nous avons rencontré sur notre chemin beaucoup de personnes qui partageaient notre conviction, en particulier des enseignants qui ont accepté de relever le défi. S'il est permis d'être sévère sur l'institution, il faut rester beaucoup plus nuancé pour ce qui concerne les enseignants. J'ai vraiment rencontré des enseignants admirables, eux-aussi animés d'une âme de pionniers, et qui ont tout mis en œuvre pour que l'intégration se passe bien. Et, de fait, elle s'est toujours très bien passée; la quatrième, est d'avoir pu continuer à exercer, parallèlement, mon métier d'enseignante à temps plein, et au travers de cette activité professionnelle, d'avoir pu échapper au statut terrifiant de « mère d'un enfant handicapé ».
Au fond, j'ai toujours défendu ma propre image, ma propre liberté. Mais je me suis très vite heurtée aux limites du possible. Les promesses que portait la grande loi sur laquelle j'avais fondé mes espoirs ne trouvaient aucune traduction sur le terrain. Les grandes associations, loin de m'encourager, m'abandonnaient et me regardaient avec suspicion. Sans doute avais-je fait preuve de la plus grande naïveté en accordant du crédit à leurs discours. J'ai compris plus tard, avec du recul et de l'expérience, que nos intérêts divergeaient, ne se situaient pas au même niveau. Il m'est alors clairement apparu que mon combat devait être, non seulement un combat individuel, mais aussi, s'inscrire dans un combat d'intérêt collectif, en faveur de l'émancipation des personnes handicapées, de cette grande famille au sort de laquelle le nôtre était scellé; qu'il fallait, pour avancer, fédérer les expériences ; analyser, connaître le domaine du

handicap, le pourquoi de ces pesanteurs, de ces discours creux, inconsistants et infantilisants, les raisons de l'inefficacité de toutes ces mesures ; former, informer les personnes handicapées, les professionnels ; militer.
J'ai eu alors une autre chance extraordinaire, celle de croiser le parcours d'un homme d'exception en la personne du Professeur Michel Fardeau, au moment où celui-ci accédait à la Chaire consacrée au handicap au Conservatoire National des Arts et Métiers. C'était en 1989. Quinze ans durant, j'ai eu la joie d'explorer le handicap, de faire de la recherche et d'enseigner ce domaine, de transmettre un enseignement riche de réflexion et d'humanité, à tous ceux qui, comme moi, pour des raisons personnelles, professionnelles, avaient nourri cette curiosité. Enseigner dans le monde du handicap, c'est devenu une de mes façons de militer ; de faire sortir ces personnes de l'ignorance : la liberté passe par la connaissance.
Restait la nécessaire mobilisation des personnes handicapées, tragiquement absente dans notre pays, contrairement aux pays qui me servaient de référence - pays scandinaves, anglo-saxons… - et le constat que rien ne changeait dans notre pays désespérément centré sur le « placement » des personnes handicapées en institutions, jeunes comme adultes, à vie. Le « pays des droits de l'Homme » n'hésitait pas à piétiner ceux des personnes handicapées et à leur interdire l'accès à leurs droits et à la parole.
C'est dans l'espoir de contribuer – fusse modestement – à leur restituer quelques uns de ces droits fondamentaux, que j'ai mis en place, en 1997, le Pôle « Handicap et Citoyenneté » qui siège à la Mairie du 19ème arrondissement, à Paris. Je ne voulais pas créer une association de plus, mais quelque chose d'autre, de nouveau, un lieu de rencontre (personnes handicapées et valides, professionnels, institutionnels, élus …), d'information, d'échange, de proposition. Dès sa création, le Pôle a rencontré un immense succès, en particulier grâce à la très grande liberté d'information et des propos, des débats qui s'y tiennent

périodiquement. Vous pouvez contacter le Pôle au 01 44 52 29 30 et y participer. Vous y êtes les bienvenu(e)s. Le Pôle est là pour vous. Vous êtes le Pôle.

C'est au titre de mon initiative concernant ce pôle, que le Maire de l'arrondissement m'a proposé un mandat d'élue. J'ai vu dans cette proposition, la possibilité de faire entendre les attentes des personnes handicapées. J'exerce donc les fonctions de conseillère d'arrondissement déléguée aux personnes handicapées depuis 2001. Cette activité vient, bien évidemment s'ajouter aux autres, mais en leur donnant un relief particulier, un éclairage très complémentaire et tout à fait enrichissant.

Et puis, cet engagement sert ma conviction profonde de ce que le changement ne peut venir que des personnes handicapées ; de leur prise de pouvoir dans toutes les instances décisionnelles ; de ce que seul, un puissant lobby de personnes et usagers handicapés pourra modifier les règles du jeu politique ; faire contrepoids aux très puissantes féodalités qui se sont solidement implantées depuis plus d'un demi-siècle et dictent en sous-main lois, et textes réglementaires.

C'est pour défendre également cette conviction que je milite au sein de « Femmes pour le Dire - Femmes pour Agir ». Mon combat est aussi un combat de femme.

J'insisterai davantage aujourd'hui sur la laïcité comme source de progrès, d'évolution des regards, et afin que soit réaffirmée l'obligation nationale, celle de l'Etat, à l'égard des personnes handicapées. Le Pôle deviendra très prochainement le Pôle « Handicap – Citoyenneté et Laïcité ».

Ce combat est un combat de longue haleine. Il demande, bien évidemment, beaucoup d'énergie, de pugnacité. J'avoue avoir mis la barre très haut. Sans doute la difficulté majeure repose-t-elle sur l'articulation de mes différentes obligations, sans en négliger aucune, tout en préservant ma vie de femme. J'étais partie du principe que ma liberté se construirait avec celle de mon fils ; que je devais organiser ma vie autour de la sienne afin d'alléger le poids de mes contraintes; donc recherche des adaptations maximales ; maintien d'une vie

sociale et professionnelle la plus pleine possible ; surtout, n'admettre aucune place pour l'erreur : faire le maximum dans un minimum de temps ; « compresser » ma vie, mais vivre ma vie.
Je peux témoigner de ce que jamais, aucune institution, aucune association, ne m'a apporté son aide ou son soutien. Il est plus facile de nager dans le sens du courant que de le remonter. J'espère simplement avoir participé - ne serait-ce qu'un peu - à l'évolution du débat et à la prise de conscience de la situation des personnes handicapées dans notre pays.

Quel enseignement tirer de mon expérience ? Quelques lignes de conclusion n'y suffiront pas. Mais je peux vous dire que dans les moments de plus profond désespoir, il faut faire briller la petite lueur qui persiste à l'horizon ; elle peut éclairer votre vie. Votre vie, elle est unique. Vous seuls en êtes les ordonnateurs, et il n'y a pas de fatalité. Les progrès de la génétique vous ouvrent des perspectives que je n'ai pas connues.
Ayez confiance, la vie est vraiment devant vous.

Je vous remercie.

- Philippe : Merci à Geneviève et Colette.
Il n'y a pas de places pour des questions, car nous avons des impératifs de restauration. Bon appétit à tous !

II - LA VIE DEVANT ELLES

ALLOCUTION DE MADAME SÉGOLÈNE ROYAL

- Maudy Piot : Nous avons le plaisir d'accueillir cet après-midi Madame Ségolène Royal, députée et présidente de la région Poitou-Charentes.

- **Ségolène Royal** :
Bonjour à toutes et à bonjour à tous. Je suis particulièrement heureuse de participer à vos travaux du deuxième forum national organisé par l'association « Femmes pour le dire, Femmes pour agir ». Je remercie Maudy Piot, toutes celles qui sont autour d'elle, de m'avoir invitée pour vous dire quelques mots. D'abord je voudrais vous dire que c'est de citoyenneté qu'il s'agit, pas simplement formelle mais réelle, concrète, quotidienne et de notre appartenance conjointe à une égalité de droits, à un espace civique et social qui soit vraiment commun. Dans l'actualité on parle beaucoup en ce moment des discriminations et je pense que c'est bien que vos journées aient lieu en ce moment parce qu'il ne faudrait pas passer sous silence toutes les autres discriminations et notamment celles que vivent les personnes en situation de handicap et plus particulièrement les femmes. Dans les inégalités hommes-femmes qui touchent encore tous les secteurs de la société, en particulier le monde du travail, ces inégalités sont encore accrues quand il s'agit de femmes en situation de handicap. Je me refuse d'ailleurs souvent à parler de personnes handicapées, parce que l'ombre portée du handicap sur une vie ne suffit jamais à définir une identité ou une personnalité. Je pense à cette jeune femme docteur en sciences de l'éducation qui déclarait récemment : « Je

souhaite que l'on me regarde comme une femme qui a réussi ses études et pas comme une handicapée qui s'en est sortie. Je pense aussi à cette jeune fille citée dans une publication de l'UNAPEI qui affirmait avec fermeté : « Je ne suis pas handicapée, je suis trisomique ». Le mot même de handicap s'est en effet chargé au cours du temps de définitions simplificatrices qui font écran à une juste perception de l'extrême variété des situations vécues. Je me souviens d'une remarque formulée par Bachir Kéroumi, brillant ingénieur du CNAM, frappé de cécité et auteur d'une thèse démontrant que la mauvaise gestion des personnels en situation de handicap révélait toujours un déficit plus global de management de l'ensemble des salariés. Il avait proposé en forme de boutade exaspérée qu'on raye du dictionnaire un mot qu'il tenait pour une insulte à sa singularité. En tous cas une chose est sûre, nous devons faire sur nos manières de dire qui sont aussi - mine de rien - des manières de penser, l'effort de bannir de notre vocabulaire ce qui réduit les personnes à un manque ou à un écart par rapport à une norme qui n'est souvent que l'expression - osons le mot - d'un communautarisme majoritaire abusivement érigé en règle générale. Le valide et le handicapé ne sont pas des personnes, mais des points de vue stéréotypés sur des personnes. Et c'est vrai sur toutes les formes de discrimination. Je rappelais récemment à l'ordre un journaliste qui disait « les Blacks et les Beurs », je lui ai dit : de qui parlez-vous ? Ce sont des jeunes français. Pour les personnes handicapées, de qui parle-t-on ? On parle d'hommes et de femmes qui ont des compétences et qui souvent sont en situation de handicap parce que l'environnement décide ou pas de la situation de handicap, et donc les excès de l'assimilation normalisatrice, tous comme les abus de ceux qui différencient, détournent du seul combat qui vaille, celui pour l'égalité dans un espace accessible à tous, y compris dans le monde du travail, avec cette exigence qui devrait désormais être imposée à toutes les entreprises publiques, à toutes les fonctions publiques, qu'enfin l'Etat respecte son obligation de 6% de recrutement qui est imposé par ailleurs aux entreprises privées. Quand j'étais ministre en charge de ce secteur, j'ai signé avec Michel Sapin un engagement pour que le public respecte aussi ce qu'il avait imposé au privé.

Il faut donc faire de la discrimination positive. Le mot n'est peut-être pas très joli, mais pour la parité, c'est le même combat. Dans l'administration que je dirige, j'ai imposé ce volontarisme politique. Chaque fois que des postes sont ouverts, je regarde s'il y a des personnes en situation de handicap dans les candidatures, et elles ont la priorité. Souvent, ce sont les postes de travail qui ne sont pas adaptés. Et quand on les adapte, on rend service à tous. J'ai un vice-président chargé de veiller à ce que, dans toutes les politiques, ce soit pris en compte.

L'été dernier, j'ai décidé de rendre accessibles des plans d'eau. On a installé toute une série d'équipements, des tapis, avec des toilettes adaptés. Je suis allée inaugurer cette plage désormais accessible, et au bout d'une demi-heure, c'est toute la population qui a emprunté ce chemin. Il y avait les mamans avec la poussette, les jeunes avec la planche à voile sous le bras...

C'était plus agréable que de patauger dans le sable. Une queue s'est vite formée aux toilettes réservées aux personnes handicapées. Il n'y avait pas de toilettes sur une longueur de 2 km, aucun plan accessible pour la plage.

Chaque fois que l'on rend accessible un endroit ou qu'on améliore des conditions de travail ou des conditions de vie, c'est toute la population qui en profite. Y compris dans les nouvelles technologies : les commandes à distance ont été inventées pour les personnes à mobilité réduite, et elles ont servi à tout le monde.

Les progrès sur la domotique ont tout leur intérêt aussi. La prise en compte des difficultés spécifiques, provisoires ou durables des uns et des autres, c'est cela qui doit fonder aujourd'hui un véritable droit à compensation.

Il reste à la France du chemin à parcourir pour respecter l'égale dignité de chacun, et faire prévaloir ce qu'André Gide

appelait le don de perpétuelle rencontre. L'Europe concrète et solidaire devrait dans le domaine du handicap comme dans d'autres acter cela.
La loi de février 2005 est très décevante, elle ne témoigne pas d'une ambition à la hauteur de l'enjeu. Aucun des amendements n'a été retenu. Je crois qu'il reste un travail considérable à accomplir, notamment pour l'accès au travail, pour l'accès aux pratiques culturelles et sportives. Les 850 millions d'euros du lundi de Pentecôte, qui devaient financer de nouvelles actions, mettent beaucoup de temps à se mettre en place. Il reste une remise à niveau qui prend en compte l'émergence de nouveaux besoins, un nouveau regard aussi sur les attentes, sur les exigences, notamment celles des femmes, qui subissent deux fois la discrimination, en particulier dans le monde du travail.
Je salue le travail des associations comme la vôtre qui permettent de faire avancer les choses. Vous êtes apporteurs de quelque chose de précieux, vous êtes nos garde-fous contre la tentation de repli contre soi et du chacun pour soi. Ce que nous apportent toutes les personnes différentes, c'est l'obligation de vouloir une société qui assume sa pluralité, sans en faire l'alibi d'une citoyenneté à deux vitesses. Il faut nous rappeler que les personnes handicapées ont pleinement droit de cité. Ces différences nous rappellent à l'impératif de reconnaissance et de réciprocité dans un monde de marchandisation, où la femme-objet n'a pas reculé dans notre société, car il y a de sacrés reculs, on le voit sur les adolescents qui s'identifient par rapport aux marques, à la Star Academy. L'image des femmes ne s'est pas améliorée, l'instrumentalisation du corps des femmes dans les publicités est le reflet de ce qu'on transforme en marchandise, y compris le corps humain.
La lutte et le combat sont à conduire, ce sont des choses qui me tiennent particulièrement à cœur.
Je vous remercie de m'avoir donné l'occasion d'en parler aujourd'hui.
Bon travail.

- Maudy Piot : Nous remercions Madame Royal d'être venue passer un moment avec nous. Nous continuons notre route vers l'aventure de la vie.

- Malika Boubekeur, (animatrice de l'après-midi) : Je voulais passer la parole à Monsieur Hamou Bouakkaz. Il est militant associatif, très connu. Il est conseiller technique du Maire de Paris.

- Mesdames et Mesdames, et Mesdemoiselles aussi.
Merci, Maudy ! Encore un traquenard ! Tu m'avais dit : tu viendras deux minutes pour dire bonjour, tu fais parler Ségolène avant, je n'ai plus grand-chose à dire… Avant tout, je dois excuser Madame Komitès, elle s'est rendue à une réunion sur Handiscol[5]. Qui a eu cette idée folle un jour d'créer Handiscol ? C'est ! c'est ! Ségolène Royal, Sé-golène roy-yal.
D'habitude, je dois m'intégrer comme aveugle, ou alors comme arabe, Aujourd'hui, il faut que je m'intègre comme mec ! C'est assez agréable je le confesse ! Il faut que je vous raconte deux ou trois balivernes pour justifier des deux minutes qu'on m'a données.
Dans une vie que nous voulons toujours plus accessible, il est de salubrité publique que vous, les femmes, qui habitez, vivez, travaillez dans cette ville, vous impliquiez davantage dans le militantisme. Vous n'êtes pas obligées de ne militer qu'avec des femmes, mais il faut prendre conscience que chacune d'entre vous a l'impérieux devoir de prendre la parole. Plus que jamais, la France, et Paris en particulier, a besoin de l'apport de toutes nos singularités. Il faut que nous soyons à la hauteur des enjeux. Le modèle universel français s'épuise sous les coups de boutoir des égoïsmes… Les émeutes que nous vivons en banlieue ne sont pas seulement celles d'une jeunesse où les têtes sont différentes, mais où

[5] **Handiscol, fondé en 1999, concerne la scolarisation des jeunes handicapés en milieu scolaire ordinaire.**

tous les pieds sont chaussés de Nike, ce sont des humiliés, des personnes qu'on ne veut pas reconnaître pour ce qu'elles sont.
Ce matin, Madame Veil abordait cette question. Les personnes différentes, les personnes singulières ne souhaitent plus être humiliées, être laissées pour compte. Le panorama des élus ne reflète pas celui du corps social. Les places étant bonnes, il ne faut pas compter sur les élus pour céder leur place. Ils ne sont pas déméritants, loin s'en faut. Je tiens en particulier à saluer Monsieur Blisko et tous ses collègues pour le travail qu'ils font. Mais il faut intégrer de la diversité, et en intégrer aussi dans les organes élus de notre pays. Il y va de la santé de notre démocratie.
Au moment où je propose d'introduire cette diversité, il faut que les femmes prennent toute leur place dans ce mouvement salvateur pour la société française. Je suis de ceux qui pensent que l'occasion de recoudre notre modèle universel ne se représentera pas toujours. Les communautarismes sont à l'œuvre pour saborder un modèle qui ne leur convient pas.
Le modèle universel français est le seul modèle dans lequel nous puissions nous épanouir. C'est un modèle qui nous est envié dans le monde entier.
Il faut le sauvegarder en marchant derrière Maudy, dont la cervelle continue de fonctionner. Merci, Maudy, de montrer ce que peut être la liberté, la capacité de prendre sa vie en main dans une optique altruiste et une grande solidarité.
Je vous invite à investir les comptes rendus de mandat où nous avons besoin de vous. Engueulez-nous de façon à ce que cette ville soit plus accueillante et soit plus l'expression de votre diversité.
Merci de m'avoir écouté, je vous embrasse toutes et chacune !

- Malika : Après ces brillantes introductions, je vous rappelle le thème de cet après-midi : « la vie devant elles ». Nous commençons par un exposé de Michelle Perrot, historienne, qui s'est intéressée aux femmes dans l'histoire.
Elle est l'auteure de plusieurs livres[6].

- Maudy Piot : Je voudrais remercier Hamou Bouakkaz pour ce qu'il a dit. Il faut que nous changions ensemble la conception de la femme en situation de handicap.
Je voudrais remercier Michelle Perrot, que j'aime beaucoup, et qui va nous parler des « couturières de la vie, entre contrainte et liberté ».

---

[6] **Notamment : « Les femmes ou les silences de l'histoire » (Flammarion 1998) – « Une histoire des femmes est-elle possible ? » (Rivages 1984) – « L'histoire des femmes en Occident », collection dirigée avec Georges Duby (Plon 1992) .**

COUTURIÈRES DE LA VIE : FEMMES ENTRE CONTRAINTES ET LIBERTÉ

Michelle Perrot

Le silence enveloppe l'histoire des femmes, en général. Combien plus celle des femmes handicapées, toute entière à écrire. Vous y contribuez, notamment par vos témoignages, cette parole qui s'est exprimée dans le premier forum de 2003, « *Femmes handicapées citoyennes* » (Paris, 25 novembre). J'ai été frappée, à la lecture des Actes de ce Forum , par la volonté de dire les souffrances, les difficultés, les discriminations, les violences mêmes qui touchent les femmes handicapées, et dont il est si urgent de prendre connaissance ; mais aussi, par le refus de ne pas être considérées seulement comme des victimes, mais comme des personnes douées de désirs : « Désir de féminité, d'être reconnue en tant que femme , et désir de maternité » (p.33) , et de possibilités de choix. « Rester dans une vision positive du handicap » (p.27), disiez-vous. « De nos différences, nous ouvrons la voie à la différence ». D'où l'option et le titre de ce second forum : *« La vie devant elles ».*

D'où le titre de mon bref exposé : « *Couturières de la vie* ». Pourquoi ce titre ? Parce que la couture est, par excellence, la tâche ancestrale des femmes, vouées au tissu et au linge, qui constituent pour elles un travail quotidien : elles raccommodent et ravaudent les vêtements de la famille. « Le lot de la femme, c'est la famille et les tissus », disait un délégué syndical dans un congrès ouvrier (1867) et on ne laissait guère aux filles et aux femmes d'autres possibilités. Il y avait un enfermement dans le travail domestique, dont la couture était le nœud, travail interminable, toujours recommencé, lancinant, parfois plaisant, mais astreignant : une femme doit toujours avoir son ouvrage et les tableaux des impressionnistes représentent des intérieurs bourgeois où l'homme lit son journal sous la lampe, tandis que la femme coud.

Mais la couture peut être aussi un métier de femme, un espace de création et de sociabilité. Création : de manière très traditionnelle, Freud disait que le tissage était la seule invention des femmes, leur seul apport à la civilisation. Beauté des créations de la mode et de la couture, auxquelles souvent les femmes prenaient plaisir : faire quelque chose de beau, contribuer à l'élégance du foyer ou au charme des enfants. Sociabilité : pensez aux ateliers de couture du XIXe siècle, décrits par Marguerite Audoux (*L'atelier de Marie-Claire)*, à la généalogie des ouvrières de la couture : grisettes, lorettes, modistes, midinettes... qui ont façonné les modes et les apparences et dont on vantait les « doigts de fée », sans pour autant les rémunérer. Voilà bien une occupation et une profession prises entre contraintes et libertés. Emblématiques de la situation des femmes, handicapées ou non, toujours prises entre ces pôles contraires.

La féminité : un handicap ?

La féminité est-elle en soi un handicap ? Oui, d'une certaine manière, parce que depuis l'origine des temps, la femme est l'Autre de l'Homme, le support de la différence. Or « l'être différent fatalement se sent exclu », disait Mélanie (ler forum, p.30). Les travaux de l'anthropologue Françoise Héritier l'ont bien montré *(Masculin/Féminin : la pensée de la différence,* Odile Jacob, 1996). La différence des sexes et leur hiérarchie est au cœur de la pensée des philosophes grecs, comme de la symbolique des sociétés dites « primitives », africaines, océaniennes. La femme est un « homme manqué », dit Aristote ; elle est inférieure par nature. Il lui manque toujours quelque chose : la force, l'intelligence (le pneuma des

quelque chose : la force, l'intelligence (le pneuma des hommes, comme leur semence, seuls créateurs), le pénis, dira Freud. La moindre valeur du sexe féminin explique l'infanticide des petites filles, si largement pratiqué dans l'Antiquité, et aujourd'hui encore en Inde et en Chine, où il manque des centaines de milliers de filles. Les grandes religions monothéistes entérinent cette représentation de la différence plutôt qu'elles ne la contestent.
Cette infériorité justifie d'autre part la domination masculine (cf. P.Bourdieu) sur le sexe féminin, domination qui s'exerce par la loi (cf. le Code civil), dans l'ordinaire des jours, au besoin par la violence (femmes battues). Dépendantes, les femmes sont une monnaie d'échange dans le mariage où, outre leurs biens (« échange des biens, échange des femmes », selon C. Lévi-Strauss), elles apportent leurs capacités maternelles, domestiques, et, éventuellement, la beauté, de plus en plus valorisée par les sociétés occidentales (cf. Vigarello, *Histoire de la beauté*, Seuil, 2004).
Ainsi se construit un idéal de la féminité, culturellement construit, affaire non de nature, mais de culture, de «genre », variable au cours du temps. Au XIXe siècle, notre quasi origine, il est très normatif. Ce siècle définit de manière de plus en plus stricte la différence des sexes, dont la complémentarité fera, pense-t-on, l'harmonie et l'ordre de la Cité (théorie des sphères, publique et privée, identifiées aux sexes, masculin et féminin). Une différence que le discours médical, en plein essor, ancre dans le corps, où deux organes comptent surtout : l'utérus et le cerveau. Etre une femme, c'est être une « éternelle malade », vouée à l'ombre du foyer. C'est être belle et séduisante (l'homme étant le séducteur). C'est être épouse (90% des femmes sont mariées) et mère. La maternité est la gloire de la femme ; la stérilité lui est toujours attribuée ; une femme sans enfants est une monstruosité. Etre femme, c'est s'occuper de la famille et de la maison. La femme : liée à l'intérieur et au bonheur privé. Handicapée de naissance et à vie pour la vie publique par sa féminité même, la femme a néanmoins des possibilités de

rédemption par l'exercice de sa féminité. La femme est considérée comme importante pourvu qu'elle accomplisse ses devoirs de femme.

La féminité handicapée

D'où les difficultés des femmes handicapées, affrontées à ce modèle impérieux. Comment faire lorsque le corps vous manque et qu'on ne peut réaliser ces attentes sociales, devenues des ambitions personnelles, intériorisées ? Et que de surcroît, on vous les refuse, déniant aux femmes handicapées le droit au travail, à la libre circulation, mais plus encore à la sexualité, et à la maternité (cf. Delphine Siegrist). Les femmes atteintes de handicaps souffrent doublement : d'une part, leur dépendance, lot habituel des femmes, est accrue. D'autre part, les avantages et les bonheurs de la féminité leur sont contestés. Comment se sortir de cette double exclusion, évidemment très variable selon la nature et le degré du handicap, mais surtout de sa représentation ? Il est essentiel de prendre en compte les expériences, le vécu des femmes handicapées, d'écrire cette histoire non écrite de leurs souffrances et de leurs contraintes.

Aménager sa vie, conquérir ses droits.

Les femmes n'ont jamais été passives dans la situation de dépendance qui était la leur. Le plus souvent, elles s'y sont adaptées, en cherchant à aménager le quotidien, histoire obscure, difficile à faire faute de documents, engloutie dans le silence de l'oubli. Elles ont joué un rôle majeur dans la croissance des sociétés, ne serait-ce que par le travail domestique qui a conditionné leur développement. Elles ont été solidaires des communautés auxquelles elles appartenaient. Les rapports de sexes ne sont évidemment pas seulement dictés par l'affrontement. La sexualité et l'amour ont une histoire qui les traverse. Parfois aussi, les femmes ont résisté à des exigences ou des violences excessives, notamment en périodes de guerres ou de conflits menaçant la vie de leurs enfants ou la leur. Le pouvoir d'obstruction des femmes est bien connu des anthropologues qui l'ont identifié dans les plis des sociétés qu'ils scrutent. Et dans la Résistance, on sait de mieux en mieux le rôle que les femmes ont joué en s'appuyant sur leurs pratiques quotidiennes de l'ombre ménagère.

Plus récemment, elles ont contesté les règles d'un jeu inégal. Mais la notion d'égalité des sexes est relativement récente : en gros depuis la Renaissance. Et c'est surtout à l'époque moderne et contemporaine que les femmes ont revendiqué leurs « droits », individuellement, ou plus collectivement, par un féminisme qui a pris bien des formes diverses depuis la Révolution française. Toute une histoire que les historiennes ont beaucoup développée dans les vingt dernières années.

Progressivement, les frontières entre les sexes se sont déplacées, se reconstituant du reste parfois ailleurs. Je n'en donnerai que quelques exemples. Ainsi en matière d'accès au savoir. Traditionnellement, on instruit les garçons, et on éduque les filles auxquelles l'accès au savoir proprement dit est mesuré, limité. D'où le développement d'une autodidaxie féminine considérable : les femmes tentent de s'approprier par elles-mêmes les savoirs, l'écriture, la lecture, les langues anciennes, les sciences (au XVIIIe siècle, rôle des femmes dans les cabinets de curiosité et les expériences scientifiques). Gabrielle Suchon, religieuse défroquée (elle garda toujours un voile sur sa tête), philosophe, parlait de « l'école de la chambre », comme plus tard Virginia Woolf parlera d' « une chambre à soi ». Importance de l'espace intime pour l'exercice intellectuel des femmes longtemps exclues des bibliothèques. Progressivement, l'instruction des filles deviendra égalitaire, d'abord dans la non-mixité, puis (années 1970) dans la mixité. Aujourd'hui, la lecture est devenue une pratique beaucoup plus féminine que masculine.

Autre domaine : celui de la création qu'on a si longtemps refusé aux femmes, incapables d'invention, seulement faites pour copier (dessin, manuscrits), interpréter (musique),

traduire (pour les langues). Les conditions d'apprentissage leur étaient refusées et là aussi, il leur fallait s'approprier les savoirs. Exemple de la jeune peintre Marie Bashkirtseff.
La libre maternité : les femmes ont cherché à limiter leurs naissances. Y compris par l'infanticide dans les sociétés d'autrefois. Puis par l'avortement. Enfin par la contraception. Histoire secrète des pratiques féminines pour parvenir à la maîtrise de leur corps. Importance de l'accès à la contraception, clef d'un « habeas corpus » féminin qui a changé les rapports entre les sexes et commencé à « dissoudre leur hiérarchie » (Fr. Héritier). C'est pourquoi la reconnaissance de ce droit fondamental est si importante pour les femmes handicapées.
On pourrait parler aussi de la difficile conquête des droits politiques, spécialement tardive en France (droit de vote, 1944 ; parité, 2001), pour des raisons historiques. Citoyenneté tardive pour toutes, mais plus encore pour les femmes handicapées.
A souligner dans la conquête de ces droits, dans l'effacement progressif des frontières entre les sexes, l'importance du recours du féminisme à la loi. Alliance du féminisme et de la République pour l'obtention des droits : est-ce vrai aussi pour les femmes handicapées ?
Mais avant l'émergence de la loi, il y a le lent grignotage des territoires, l'obscur combat des femmes dans l'ombre du quotidien. Le rôle des énergies individuelles. La pression plus ou moins sourde du désir dans chaque biographie.
Le travail des couturières au fil de la vie.

MA VIE EST DEVANT MOI

Table ronde n° 2

- Malika : Je remercie Michelle Perrot de ce qu'elle vient de nous exposer. Après la table ronde, vous pourrez poser des questions à Michelle.
Mais nous allons avoir un petit intermède. Nous allons prendre un second temps de respiration dans cette journée ponctuée par les défilés de mode de l'association « Regard de soie ». Cette association, la soie, nous ramène à la femme, à son désir d'être belle et de séduire. Nous sommes dans le sujet.
Les textes que nous allons lire et les tenues que portent les mannequins ont été réalisés par ces mêmes mannequins.

- Dominique : ***Grand Bleu***
« Le saviez-vous, sous l'eau, je me sens libre.
Sous l'eau, je suis libre, je nage, je vole.
Sous l'eau, mon corps m'obéit.
J'obéis à mon corps.
L'eau glisse, tout n'est que fluidité, mon handicap est loin.
Ce film, le Grand Bleu, je l'ai choisi pour ça.
Sous l'eau, je suis libre, je nage, je vole. »

Solange : ***Solange****, robe sirène, tenue de mes rêves, je l'enfile pour le mariage d'un ami.*
Je me sens comme une princesse, comme une étoile.
Solange, la star de ce jour.
Comme toutes les stars, elle se fait un peu attendre...

Malika : Merci beaucoup à Dominique et à Solange, merci beaucoup à Regard de Soie. Vous avez remarqué les roues fluo, c'est vraiment tendance !

- Maudy : Un grand merci à notre amie Christine, qui fait un travail fantastique.

- Malika : Nous continuons notre après-midi. La première table ronde va commencer. Elle s'intitule : « ma vie est devant moi », animée par Brigitte Chapelain. Brigitte est maître de conférences en sciences de l'information et de la communication à Paris 13. Elle s'est particulièrement intéressée à l'intégration des nouvelles technologies dans l'acquisition des savoirs, ainsi qu'à Internet. Elle est membre du comité exécutif du conseil national du handicap, et cela a son poids ; et elle est également maman.

- Brigitte : Bonjour. Le thème de notre table ronde est « la vie devant moi ».
Nous allons essayer d'être toniques parce que je crois que nous avons beaucoup de choses à dire, en tout cas à communiquer et à exprimer. Je voudrais commencer par deux petits points. Monica Companys s'exprimera en langue orale. Je demanderai à chaque intervenante de laisser un laps de temps aux interprètes, que je remercie pour leur travail. Nous allons commencer par un petit tour de table.
Elles vont raconter leur biographie.

- Bonjour. Marie-Christine Agon. Je suis mère de famille. Je travaille, je suis psychosociologue et formatrice d'adultes. Je mets mes compétences au service de l'intégration des enfants handicapés dès le plus jeune âge. Je m'efforce de les intégrer en centres de loisirs et de vacances ordinaires en formant les directeurs et animateurs.
Je suis également engagée dans la vie associative et militante. Nous avons travaillé avec acharnement autour de la prestation de compensation afin que les personnes

lourdement handicapées et les autres également puissent bénéficier de suffisamment de financements pour leurs aides humaines, et pas seulement se contenter de douze heures par jour.

- Michèle Sarloute. Bonjour à tous.
Je suis kinésithérapeute, non voyante. J'ai deux grands garçons. Je suis impliquée dans le monde associatif, mais cela paraît tellement normal que j'ai du mal à en parler. J'interviens dans les collèges pour sensibiliser nos jeunes, nos futurs adultes, pour les sensibiliser aux problèmes des handicaps. Je suis dans l'association « Femmes pour le dire, Femmes pour agir ».
J'essaie de promouvoir des nouvelles technologies pour non voyants.
J'ai pratiqué de nombreux sports. Je suis maintenant impliquée dans la fédération française Handisport.

- Marianne Geoffroy. J'habite dans le Pas de Calais.
J'ai eu une polio à six mois. J'ai voulu exercer le métier d'avocate. Je me suis mariée avec un avocat et ma fille est avocate. Mon père aussi est avocat. Je milite dans différentes associations aussi. Je suis à l'association des paralysés de France depuis plus de 20 ans. Nous avons créé dans notre région une association « Toutes et tous ensemble », association de lutte contre toutes les discriminations quelles qu'elles soient. Ma vie est bien plus longue que cela, mais je ne veux pas prendre la parole plus longtemps.

- Isabelle Essou. J'ai trente-six ans. Je suis mère de trois enfants. Je travaille pour une association, « Regard' en France compagnie ».
J'ai eu une poliomyélite à trois ans. Je me bats tous les jours, surtout pour les femmes handicapées.

- Bonjour. Fabienne Levasseur. Je suis auditrice de justice près du tribunal d'instance de Bobigny. J'ai réussi le concours de la magistrature. Je travaille auprès d'un juge.
Je suis infirme motrice à la suite d'un défaut d'oxygénation du cerveau à la naissance. Mon handicap se traduit par un gros défaut de coordination de spatialisation dans tous les moments de la vie quotidienne. A part cela, je suis très impliquée sur le plan associatif.

- Je m'appelle Monica Companys. Je suis toujours dans une situation pas facile car on me demande de parler. Maudy est aveugle, si cela passe par un interprète, ce ne sera peut-être pas tout à fait les mêmes mots que moi. Je vais parler, pardon, pour les sourds. Je suis sourde de naissance, j'ai un frère et une sœur sourds, je suis comédienne et j'ai une entreprise d'édition de livres.
C'est pour les entendants, pour qu'ils apprennent la langue des signes, et découvrir les sourds et venir vers nous.

- Brigitte : Merci. Vous avez beaucoup de mérite de raccourcir comme cela un parcours très riche et toujours très passionnant.

La première question que je vous ai posée, c'est : comment avez-vous apprivoisé ce handicap ?
Tous vos propos, toutes vos actions, vos fous rires traduisent chez vous une énorme liberté. Pour vous, la liberté, ce n'est pas une idée, c'est une chose que vous pratiquez tous les jours et qui est tout à fait inhérente à vos personnalités.
Marie-Christine m'a dit hier soir : « Pour nous, la liberté, c'est le choix dans la contrainte ».
Je pose cette question à vous toutes : comment avez-vous, dans vos parcours de vie, dans cette vie qui se passe, qui se déroule, dans laquelle vous êtes actives, comment avez-vous pu concilier liberté et handicap ?

- Marianne : Quand tu m'as posé la question, j'ai trouvé cela un peu antinomique. Handicap et liberté ne vont pas ensemble puisque notre corps ne nous donne pas la liberté qu'on voudrait avoir.
Tout en y réfléchissant un peu plus, c'est vrai que nous avons une liberté au moins dans la tête. Les personnes valides ne font pas non plus tout ce qu'elles veulent. Qu'est-ce que la liberté ? C'est très compliqué comme question. J'ai toujours désiré faire ce que tous les autres font. Dès mon plus jeune âge, j'ai décidé que je voulais aller dans une école comme les autres, avec les autres, au lycée pareil, et à la fac pareil. Il n'était pas question de me mettre à l'époque dans un ghetto.
Je me suis mariée contre la volonté de mes parents à l'époque... Mes parents n'étaient pas très chauds pour que je me marie... Dès ma plus tendre enfance, on m'a dit : ma fille, tu es handicapée, tu dois réussir à l'école, tu n'auras certainement pas quelqu'un qui sera là pour t'entretenir, un mari qui t'entretiendra. Donc il faut que tu fasses des études. Ne te laisse pas faire dans la vie. Dès mon plus jeune âge, si quelqu'un venait vers moi en disant : oh, la petite fille, quel malheur, elle est si mignonne ! Ma mère disait : tire-leur la langue ! Ce que je faisais... Les gens disaient : non seulement elle est handicapée, mais en plus elle est mal élevée !
C'est ça la liberté, c'est de dire non au handicap.

- Fabienne : Je suis de l'autre côté, je suis aspirante magistrate. Je suis d'une autre génération où je n'ai pas connu autre chose que la situation de handicap, et où mes premiers intégrateurs ont été mes parents et ma famille qui ont enfoncé les portes. Maintenant, ils sont fatigués. J'ai mis sept ans à marcher, sept ans à faire mes études de droit, et un an et demi après à quitter le domicile. Ils m'ont donné les clés pour enfoncer les portes. Les portes ouvertes ne m'intéressent pas. Plus c'est compliqué, plus ça m'interpelle quelque part. C'est ma propre liberté. Après, je ne fais pas ce que je veux. Ce n'est pas si simple en début d'insertion professionnelle. Ils font avec.

- Isabelle : Ma liberté, c'est une lutte permanente. Je me dis toujours : il faut que je fasse plus que les autres ou à la hauteur des autres. Autrement, je vis enfermée toujours dans mon handicap. Assise, je n'ai pas l'air handicapé, c'est quand je marche. Je veux une liberté comme toutes les femmes. Je le réclame tous les jours.

- Brigitte : Tu as été aidée par tes parents ?

- Isabelle : Oui. J'ai eu ma poliomyélite au Bénin. Ce n'était pas facile pour mes parents. Mon père est décédé...

- Brigitte : Michèle, toi, ton rapport avec...

- Michèle : Moi, j'ai trouvé ma liberté quand j'ai choisi de vivre avec mon handicap. Je n'ai pas eu le choix, j'ai toujours été intégrée. Je suis restée dans ma famille. Je suis malvoyante très profonde de naissance. Je ne le savais pas, personne ne s'en est rendu compte pendant très longtemps parce que j'ai triché. J'étais maladroite, distraite, je rentrais dans les poteaux. J'ai vraiment triché en jouant les voyantes car cela arrangeait tout le monde, je pense, et ce n'est pas une critique par rapport à mon entourage familial car c'est dur pour des parents d'avoir un enfant handicapé. J'ai vécu comme une voyante, je n'avais pas de canne blanche, je ne voyais vraiment pas grand-chose (un cinquantième à un œil et zéro de l'autre œil).
Après mon bac, il a fallu se décider, et je me suis retrouvée dans un milieu de non-voyants pour faire mes études de kiné. Cela a été un choc et une révélation. Quand j'ai rencontré ce monde de non-voyants, je me suis dit : je vais prendre une canne, et tout le monde comprendra que je suis mal voyante. Donc j'ai choisi de vivre mon handicap. Et c'est là que j'ai trouvé une liberté. Je ne renie pas mon enfance en milieu normal. Cela m'a énormément aidée, cela m'a demandé des

efforts énormes parce que tricher pendant sept ans ce n'était pas facile. Mais c'est tricher dans le bon sens !
Après, j'ai découvert le sport pour handicapés, là, ça a été une révélation : je m'acceptais mieux, je bougeais beaucoup mieux.
Tout cela s'est enchaîné, j'ai eu des enfants, j'ai eu un métier, un mari (je ne l'ai plus, mais ce n'est pas grave). Cette liberté, je l'ai prise comme ça en acceptant mon handicap, en vivant bien avec.

- Brigitte : Isabelle va reprendre...

- Isabelle : Mon père a tout fait pour qu'on m'évacue ici, c'est mon père qui était resté avec moi, il me disait toujours : bats-toi, il ne faut pas te laisser faire. L'adolescence, c'étaient les infirmières, les personnels qui étaient mes parents. Ca s'est finalement bien passé... Je pleure... Malheureusement, Papa n'est plus là, je sais qu'il serait fier de moi aujourd'hui.

- Monica : Il faut aussi convaincre les gens de nous laisser comme on est. Brigitte a parlé de la liberté. La liberté pour moi, heureusement qu'on est en France, c'est une chance. On est libre en France. Il y a beaucoup de choses qui ne fonctionnent pas bien, mais j'ai pris des claques dans ma vie professionnelle, familiale, j'en prends tout le temps, mais au lieu de pousser des cris, de faire des procès, je cherche à les comprendre et à convaincre les gens qu'il vaut mieux être différent et cultiver sa différence, parce qu'on n'est pas des clowns... C'est bien de découvrir les gens qui sont différents.

- Brigitte : Tu m'as parlé de ton métier de comédienne. Pour toi, la liberté, c'est la communication. Peux-tu essayer d'aller un peu plus loin ?

- Monica : Je me sens foncièrement libre, trop libre. En même temps, je me sens comme un chien attaché à un arbre la nuit, enragé parce qu'on vit avec des êtres humains, il faut communiquer avec eux. Il y a ceux qui entendent, ceux qui n'entendent pas. Il y a deux camps pour moi : ceux qui communiquent et ceux qui ne communiquent pas. Ceux qui ne communiquent pas ne font pas partie des êtres humains. Pour en faire partie, il faut communiquer. Je suis obligée de m'adapter à vous car vous êtes la majorité écrasante, et de parler pour pallier vos carences en communication. C'est un manque cruel. Tout le travail que j'ai fait, je l'ai créé moi-même. On n'a jamais voulu m'embaucher parce que je suis sourde. Alors que j'ai une maîtrise de biologie. Mon métier n'est pas d'être sourde, mon métier c'est d'être comédienne. Les compliments, je les accepte mal car la première chose qu'ils me disent : qu'est-ce que tu parles bien... Vouloir absolument que le sourd parle, ce n'est pas mon objectif. Mon objectif, c'est faire ce qu'on a envie de faire, s'assumer comme on est avec le handicap qu'on a. Il faut convaincre les gens qu'ils nous laissent avancer à notre rythme, qu'ils ne nous assistent pas. La liberté, elle est là. Je la trouve dans le jeu, dans l'expression artistique. Je peins, je fais de la mosaïque, je fais plein de choses pour m'exprimer. Au théâtre, on communique, mais cela reste limité à la scène. Dans la pièce que je joue (le Procès de Kafka), il y a onze comédiens sur le plateau. La moitié sont dans la différence (je ne parle plus de handicap). Il y a un Noir, il y a un lilliputien, il y a un géant, deux aveugles, une sourde. Les gens viennent voir une pièce de théâtre. Il y a quand même des gens à la fin du spectacle qui demandent aux comédiens valides : je n'ai pas encore trouvé ce qu'est votre handicap !

- Brigitte : On va demander à Marie-Christine comment elle s'est débrouillée avec la lutte contre le handicap et le goût de la liberté.

- Marie-Christine : Vous le voyez, je suis relativement dépendante, je ne peux rien faire toute seule. Cela ne m'empêche pas d'être très libre. Dès le plus jeune âge, ma mère m'a toujours poussée à aller à l'école du quartier, à rencontrer les autres. J'ai fait des études, et comme j'étais pas mal douée, j'ai réussi comme ça. Comme j'allais à l'école avec les autres, à la fac, j'ai rencontré l'homme de ma vie. Il voulait un enfant, mais comme j'avais une maladie génétique, je lui ai dit qu'il fallait qu'on se renseigne. On m'avait dit : vous voulez être enceinte, vous voulez vous suicider ! Au bout de quatre ans de fermetures de portes, d'hôpitaux en hôpitaux, j'ai réussi à avoir un enfant magnifique et valide, il y a quinze ans de cela. Aujourd'hui, beaucoup de femmes handicapées s'adressent à moi : comment je peux faire pour avoir un enfant ? On n'accepte pas encore aujourd'hui que les femmes handicapées, ou même les hommes, aient une sexualité. S'ils sont porteurs d'un handicap génétique, ils cherchent même à se reproduire ! Mon fils, je l'ai élevé toute seule parce que le papa a fait une dépression, c'était trop lourd pour lui. Je l'ai élevé pendant quatorze ans seule. Cela ne m'empêche pas de vivre totalement positivement, j'ai toujours une image très positive de moi-même. C'est pourquoi je suis capable de gérer la coordination handicap et autonomie, de défendre le droit au financement des aides humaines.

- Brigitte : La vie devant moi, cela veut dire aussi l'avenir. Je voudrais interroger les participantes sur la façon dont elles vont mettre leur énergie demain avec des cheminements différents. Elles vont vous dire comment elles envisagent le futur.

- Marianne : La vie est plutôt derrière moi maintenant ! Mais bon... Je te remercie Fabienne d'avoir dit qu'on n'était pas de la même génération !... L'avenir, pour moi, c'est une lutte, et je continuerai une lutte contre les discriminations qu'on subit, nous, les personnes en situation de handicap, que je subis moi, puisque je subis cela tous les jours dans ma vie professionnelle car dans les tribunaux, il n'y a pas d'accessibilité. Je suis obligée de me faire porter tous les jours par les services de police pour aller dans les salles, pour

aller aux toilettes. A un moment, j'en ai eu marre. J'ai donc lancé il y a deux ans et demi une procédure au tribunal administratif contre le ministère de la Justice.
Ne vous réjouissez pas trop vite, j'ai perdu !
J'ai perdu dans des conditions très particulières, et de façon calamiteuse puisque la procédure était basée sur la rupture d'égalité devant le service public. Le juge a dit qu'il n'y avait pas rupture d'égalité pour moi car je n'étais pas égale aux autres avocats valides. Le deuxième point, c'était que la finalité de la justice, ce n'était pas de rendre les tribunaux accessibles aux personnes handicapées, mais de rendre la justice. La justice est sur un nuage rose, il n'y a pas de toilettes… ! Il n'y a pas de personnes. Cette audience du tribunal administratif a été particulière car le commissaire du gouvernement, qui représente l'Etat, a indiqué que l'humiliation que je subissais tous les jours, ce n'était pas un préjudice, et qu'il n'y avait donc pas lieu d'être dédommagée. Pour moi, l'humiliation est un préjudice au jour le jour. Etre humiliée, c'est très dur, c'est particulièrement difficile pour les personnes en situation de handicap. Je le subis tous les jours. Mon avenir est de continuer le combat tous les jours. Je ne laisse rien passer. Si quelqu'un me dit, dans un aéroport : tiens, regardez, ça c'est un fauteuil ! Je fais un scandale. Ou quand je suis mal stationnée : les handicapés, c'est comme les bougnoules, ils n'ont qu'à rester chez eux ! Je réagis, je ne laisse rien passer.
Mon avenir, ce sera la lutte au jour le jour.

- Michèle : Je suis moins combattante, mais à ma façon, quand même. Ma réalisation, c'est le sport, on m'a beaucoup donné par le sport. Mon but est de transmettre ce qu'on m'a donné. J'ai entendu parler de droits, on doit être les premières les actrices de ce qu'on veut faire. Il ne faut pas tout attendre de l'extérieur. Si on veut être reconnues comme citoyennes, on a des devoirs et des devoirs d'engagement. Il faut inciter les femmes à prendre leur vie en main. On n'a pas à décider pour nous. On peut faire des choix, on est des grandes filles,

on a le droit de se tromper aussi. On nous rentre dans un système, il faut aller jusqu'au bout, on n'a pas le droit à une deuxième formation, ce n'est pas normal, c'est à nous de batailler. C'est à nous d'être partout où on peut l'être.
Il me faudrait encore deux vies derrière pour tout réaliser.

- Brigitte : Isabelle, tu as trois enfants. Comment tu vois cette vie devant toi ?

- Isabelle : Déjà, il y a mes trois enfants, mon mari. Je me bats surtout, on a le droit de faire comme toutes les femmes. Je ne vois pas pourquoi une femme en situation de handicap, quand elle est enceinte, on la regarde différemment d'une femme valide. L'avenir, c'est la lutte, comme les autres, la lutte de tous les jours. Il ne faut pas se laisser faire. Handicapés du monde unissons-nous ! On aura un monde meilleur.

- Brigitte : C'est le message que tu vas laisser à tes enfants ?

- Isabelle : Voilà ! Je traîne tellement mes enfants, ils sont toujours derrière moi, quand je milite dans le monde associatif, qu'à mon avis, ils comprennent le message.

- Maudy : Je voudrais dire quelque chose car Isabelle tout à l'heure était extrêmement émue. Elle fait partie du conseil d'administration de « Femmes pour le dire, Femmes pour agir ». Peut-être qu'il y a quelque chose qu'elle ne peut pas dire aujourd'hui : si Isabelle a cette polio, c'est parce que c'est nous qui lui avons donné cette polio. Son papa a su porter le handicap de sa fille en sachant que la France avait envoyé des vaccins périmés au Bénin, qu'on a fait ce vaccin à Isabelle. Son père n'en a jamais voulu à la France et aux médecins, il a toujours dit : Isabelle, bats-toi et tu vaincras ! Alors merci Isabelle !

- Monica : L'avenir pour les sourds, j'ai l'impression qu'on fait marche arrière. Il y a une politique d'intégration tous azimuts. Ceux qui peuvent s'intégrer facilement, on les prend. Ceux qui ne parlent pas, ils sont éliminés. On élimine les profs qui enseignent la langue des signes, il y a de moins en moins d'instituts pour sourds. Il n'y a pas d'accessibilité à la culture, même pour moi professionnelle, comédienne, je ne peux pas aller voir les pièces de théâtre. Mon frère et ma sœur qui ne connaissent pas la langue des signes et ne maîtrisent pas bien la lecture labiale, ils ne comprennent pas quand je parle et quand je signe.

- Brigitte : Quels efforts veux-tu faire dans l'avenir par rapport à cela ? Tu as des projets d'action ?

- Monica : La semaine dernière, j'ai signé chez le notaire l'achat d'un appartement, et sur l'acte, était noté mon état civil, et elle a laissé en blanc et rajouté une phrase qui m'a scotchée, je ne savais pas si je devais me mettre en colère ou me suicider, elle a marqué en gras : sourde et muette, mais sachant lire et écrire parfaitement.
Je lui ai demandé si elle se rendait compte de ce qu'elle avait écrit. Elle m'a dit : Madame, c'est moi qui fais la loi ! Vous vous rendez compte, marquer que je suis sourde et muette alors que je vous parle depuis un quart d'heure ; c'est vous qui avez des problèmes d'audition ! Il faudrait rectifier le mot sourd et muet. Les sourds peuvent tous parler, leur voix est plus ou moins intelligible. Il ne faut pas tomber des nues quand on me voit parler. Ce qui est important c'est qu'elle a ajouté « mais sachant lire et écrire parfaitement », autrement dit, tous les sourds et muets ne savent pas lire, ne savent pas écrire. Et je lui ai fait remarquer que dans mon état civil, trois secondes avant, elle avait marqué que j'avais comme profession éditrice. Elle n'a pas été logique. Elle n'a pas voulu que je remplisse le chèque moi-même. J'ai l'impression qu'on fait marche arrière.

- Brigitte : Quels sont tes projets pour demain ? Au niveau de ta création ? Au niveau militant ?

- Monica : Ce n'est pas une bonne question à me poser.
Je ne vois pas... Pour l'instant, je suis un peu perdue. Je trouve qu'il n'y a rien qui fonctionne, je suis désespérée, je ne sais trop quoi faire. C'est vrai que je suis libre, mais je ne cherche pas à me battre. A vous de le comprendre. On est en France.

- Brigitte : Bon. Alors on va passer à Marie-Christine. Merci Monica.

- Marie-Christine : Dans les années qui viennent, je voudrais continuer mon combat pour l'intégration des personnes handicapées. Actuellement, je suis dans les loisirs, c'est très important que les personnes handicapées aient droit aux loisirs et aux vacances comme tout le monde, et pas dans des associations spécialisées, mais bien au centre de loisirs du quartier, au centre de vacances du quartier. Il y a aussi un combat à mener en matière de politique d'embauche. J'intègrerais bien une entreprise pour développer cela. Je pense que tout viendra par la formation des personnes. Sur le plan personnel, j'aimerais bien refaire ma vie de manière durable. Dans trois ans, j'espère être avec un nouveau compagnon, qui vive avec moi, accéder à la propriété, et avoir un nouveau boulot.

- Brigitte : On termine par la benjamine qui, elle, a des projets qu'elle va vous soumettre. C'est elle qui a le plus de vie devant elle.

- Fabienne : Je trouve que les professions juridiques en prennent plein la tronche cet après-midi. Je vais essayer de continuer le combat en matière de législation du handicap, suivre la voie d'Elisabeth à qui on a fermé la porte de l'Ecole de la Magistrature parce qu'elle a osé vouloir passer le

concours avant 1975. Eh bien moi je l'ai eu. Cette année, on est trois personnes handicapées dans la promotion... Se servir d'un fauteuil est un métier ! Je n'ai pas mon diplôme non plus, mais j'apprends.
C'est vrai que c'est le début d'un certain nombre de choses, le début de la fin de mes études, et le début de ma carrière professionnelle, et le douloureux passage des vingt-neuf à trente ans. Je suis assez fière des trente premières années que j'ai parcourues et d'un certain nombre d'années qui me restent à parcourir avec le petit bonhomme dont je vous ai parlé. En 2006, j'espère avoir trente ans, un bébé, avoir plein de choses à faire, avoir juste le temps de me reposer le dimanche quand je ne serai pas de permanence en juridiction.

- Malika : Merci beaucoup de nous avoir écoutées.
Merci à vous pour cette table ronde si riche. Nous passons au temps des questions.

- Carole : Maudy m'a demandé d'intervenir. Je remercie tout d'abord Maudy de nous avoir invités cet après-midi, en particulier pour intervenir comme témoins des malades handicapés invisibles, c'est-à-dire des malades dont la maladie n'est pas visible et non reconnue. Je veux parler d'une maladie qui touche 5% de la population française dont 50% de femmes. Cela s'appelle la fibromyalgie. Cette maladie entraîne une pathologie lourde, non visible, j'insiste. Je reviens sur les mots de Michelle Perrot qui a dit qu'il faut parler. Dire et agir, ce sont des mots très forts. Nous avons écrit un livre témoin, un rapport à Bernard Kouchner, pour pouvoir dire notre maladie pour enfin agir. Grâce à ce livre nous agissons, nous sortons de l'anonymat dans lequel nous sommes depuis très longtemps. Je me pose des questions par rapport à ces malades qui n'ont pas la capacité d'agir, qui sont des malades invisibles... Comment font ces malades non reconnus qui n'ont pas l'énergie que nous avons pour nous battre ? Comment mènent-ils le combat ? Toute la journée, vous nous avez montré cette force pour avancer. Mais comment font ceux qui n'ont pas l'énergie ? Comment peut-on les aider ?

- Voix : Peut-être qu'il faudrait qu'ils se regroupent... Vous parlez de gens isolés ?

- Maudy : Aujourd'hui, les femmes qui témoignent, et même le témoignage de Geneviève Lang, on a voulu montrer la vie devant soi. Je suis contente que Carole ait parlé de cela. Comment elle, moi, on peut vivre notre vie devant nous. Je pense aux personnes qui ont des revenus précaires, c'est encore plus difficile de se battre. Je pense que quand on est seule il faut se rassembler. Vous pouvez venir à l'association « Femmes pour le dire, Femmes pour agir ». Mais aussi dans bien d'autres associations. Lorsqu'on se sent seule, lorsqu'on a un handicap invisible et qu'on ne sait pas comment faire pour vivre sa vie de femme, sa vie d'être humain, l'important c'est de se rassembler, comme Michèle l'a fait, elle est allée taper à la porte, elle y est investie jour et nuit maintenant. Lorsqu'on se sent seul, démuni, Il faut trouver une main qui est tendue. Ce qui m'a beaucoup frappée ce matin dans la première table ronde, c'est que beaucoup de femmes ont témoigné en disant : on m'a tendu la main, et cela m'a permis de me battre. Aujourd'hui, nous sommes là pour vous tendre la main.

- Malika : Merci, Maudy.
Le message est en fait de s'associer, se regrouper.

- Une femme : Une question pour Monica Companys. J'ai été un peu choquée par rapport au notaire. Je ne pouvais pas croire ça. J'ai des grands-parents sourds, des arrière-grands-parents sourds, ils ont acheté tout un tas d'appartements, cela n'a jamais été noté « sourds-muets » ou autonomes etc. C'est vraiment choquant. Le notaire était vraiment un âne pour moi.

- Monica : Tu sais, ce n'était pas mon premier achat. Pour les autres achats, il n'y avait pas marqué ça. Mais cette femme là avait envie de m'écraser, je ne sais pas, elle a peur. Elle fait partie des gens sourds, aveugles et paralysés. C'est pas nous, c'est eux !

- Elisabeth : Je vais répondre à cette question par une anecdote que j'ai subie il y a peu de temps. J'ai acheté un immeuble avec mon mari. La banque m'a dit : il faut vous assurer. Quand on est arrivés pour signer, on avait assuré mon mari, mais pas moi. On m'a dit : non, vous on ne vous assure pas. Je savais très bien pourquoi ils ne voulaient pas m'assurer, parce que j'étais en fauteuil roulant. Et la dame m'a répondu fort gênée par une pirouette : si je vous assure, on va vous demander votre taille et votre poids, et cela risque de ne pas passer, ce qui était encore pire ! Cela m'a fait rire, mais cela montre une discrimination vis-à-vis des personnes handicapées qui n'arrivent pas à obtenir de crédits dans les banques comme elles le désirent, même quand elles gagnent leur vie. Même si la personne handicapée touche plus que l'AAH, elle n'a pas droit à un crédit facilement.

- Voix : Il y a une loi qui autorise cela, mais le crédit est plus cher. La bataille, c'est qu'on ait le même niveau de remboursement que les autres.

- Malika : Elisabeth est avocate, il faut suivre ses conseils.

- Un homme : Je voudrais dire mon admiration pour toutes ces interventions qui témoignent bien du quotidien difficile, mais tellement encourageant car on se donne la peine de s'investir. Un philosophe suisse a dit que la faiblesse pouvait se transformer en force. Je voulais me renseigner auprès de Madame Companys, j'ai beaucoup de mal à trouver une association ou des cours pour m'apprendre la langue des sourds. Je suis allé à la mairie de Paris, ce sont des sommes exubérantes pour prendre des cours, cela me semble aberrant.

Avec les moyens médiatiques que nous avons, pourquoi ne pas dispenser des vidéos, un moyen d'enseignement de la langue des sourds par les canaux de télévision et autres. 560 euros pour une session de cours, alors qu'il y en a cinq. Vous imaginez l'investissement financier.

- Monica ! C'est vrai, il y a tellement peu de profs de langue des signes qu'on ne peut pas mettre beaucoup de stagiaires dans un cours, donc cela coûte cher. J'habite à Angers, je me déplace dans les villes pour assurer les formations. En France, il y a 150 interprètes. Là dans cette salle, il y en a 3. En Suède, il y en a 6 000. Cela fait réfléchir. A New York, il y en a 3 000. A Paris, il y en a 50. Tout est en place pour développer cela. Je ne voudrais pas que le cours de langue des signes soit payant, je voudrais que ce soit enseigné dans les écoles d'entendants, comme l'Anglais. Mais cela va se faire, il faut y croire. Quand il y a une liste d'attente, je prends en priorité les hommes ; gratuit pour les hommes, et les femmes payent !

- Malika : Merci Monica. Je donne la parole à Françoise Madray-Lesigne.

- Françoise : Juste un petit mot. Je pense que tous les juristes qui sont ici vont apprécier : les interventions que nous avons entendues à propos de ce qui se passe chez tel notaire ne sont pas anecdotiques, elles traduisent un durcissement dont je n'ai pas l'explication, mais c'est peut-être un effet pervers de ce que l'on dit par ailleurs à propos de la loi qui va se voter sur la citoyenneté des handicapés. On a un durcissement d'un certain nombre d'institutions. A propos des prêts, un de mes amis, qui est homme, qui est non-voyant, veut faire un emprunt, on lui fait des difficultés pour la signature, mais il doit signer non pas « lu et approuvé », mais « entendu et approuvé ». C'est une création ! Il a refusé. Je pense que la banque a cédé. Mais l'idée même que cela ait pu germer dans la tête de quelqu'un de remplacer cette formule « lu et approuvé » par « entendu et approuvé » est à prendre très sérieusement en compte.

- Hélène : Pour la redevance télé, j'ai quelque chose à vous proposer. Le prix est très très cher alors qu'on a peu de sous-titrages à la télé. Je suis allée aux impôts, j'ai dit : je suis sourde, je ne veux pas payer cher une chaîne d'infos alors que je n'ai pas de sous-titrage. La personne m'a dit qu'il fallait payer, que ça dépendait du salaire. Mais non, ce n'est pas l'impôt sur le revenu. Mais les personnes responsables de sous-titrage disent que c'est cher le sous-titrage. Mais en Suède, 100% des programmes sont sous-titrés, y compris la publicité. Faut-il qu'on se taise, qu'on paye et ne pas comprendre ce qui se passe à la télé ? C'est pas juste. Il y a 20% à peine des programmes sous-titrés en France. En Angleterre, ils sont 80%. En France, on paye très cher, et on n'a pas l'accès. Ce n'est pas juste. Sinon, à 100% je serais d'accord pour payer.

- Malika : Un témoignage supplémentaire. En France les services d'interprétariat sont très en retard, surtout quand on les compare aux pays anglo-saxons. Je donne la parole à Diane Maroger.

- Diane : Je voulais répondre à Madame Perrot par rapport à la question de l'écriture d'une histoire des femmes handicapées.
Il y a un assez grand nombre d'ouvrages universitaires dans les pays anglo-saxons qui commencent à rassembler un début d'histoire sur les femmes handicapées. Je collectionne ces livres depuis une dizaine d'années, en tant que réalisatrice de films sur les femmes handicapées. Je trouve dommage qu'on n'y accède pas en France, ils ne sont dans aucune bibliothèque française. On peut trouver sur Internet des articles. Au niveau de la littérature poussée, cela commence à exister. On trouve aussi des témoignages de femmes africaines, le rapport de la femme au déplacement dans

l'espace et dans la société, comment vivent les femmes handicapées dans les autres cultures. Il faut que la France ouvre les yeux sur ce qui se fait ailleurs à d'autres niveaux.

- Malika : Diane, on aimerait pouvoir... Il faut profiter de la présence des intervenantes pour répondre à vos questions.

- Diane : Je voulais rebondir sur le débat de Madame Perrot.

- Une femme : Bonjour à tous. Je voulais remercier les personnes qui ont témoigné. Toutes les personnes ici ont des choses à dire, ces témoignages sont forts en émotions.
Michèle Sarloute, vous parliez de sensibilisation dans les écoles. La sensibilisation est effectivement à faire tout petit. Jusqu'à maintenant, dans le milieu scolaire, les gens gravement handicapés étaient séparés des valides. Maintenant on va tendre vers une mise en communauté. J'aimerais entendre l'expérience de Michèle Sarloute sur cette sensibilisation des enfants. Après, on n'aura plus besoin de sensibiliser, ce sera intégré.

- Michèle : C'est une association qui s'appelle « Rencontres jeunes et handicap » et qui regroupe de grandes associations comme l'APF, Handisport, Valentin Haüy etc., les intervenants sont des personnes handicapées, ou des personnes qui travaillent avec des personnes handicapées. On travaille toujours en binôme, il y a toujours une personne handicapée sur les deux. La personne qui n'est pas handicapée ne vit pas le handicap, donc ne peut pas transmettre quelque chose. On intervient beaucoup dans les collèges parce que c'est des âges où ils sont très curieux, très ouverts. Si un jour, je n'ai pas le moral, si je vais dans un collège, je suis gonflée à bloc, ils sont très spontanés, ils vous posent des questions directes, et ce sont eux nos futurs médecins, architectes, nos dirigeants, nos politiciens. Pour leurs parents, c'est malheureusement un peu tard, on a raté quelque chose, mais il ne faut pas rater ce qu'on nous offre maintenant. Si des gens sont intéressés pour faire cette intervention, vous trouverez mes coordonnées sur Internet. Pour rompre l'isolement, les groupes de discussion sur Internet, quand on a du mal à sortir, c'est déjà un début. Nous, on a fait un parcours avant, là, vous ne voyez que le résultat, et l'objectif, c'est d'atteindre le résultat pour tous ceux qui ne l'ont pas encore atteint.

- Malika : Isabelle a un rectificatif à faire à Maudy.

- Isabelle : Tout à l'heure, Maudy, tu faisais comprendre au public à propos de ma polio, que la France envoyait des vaccins périmés, je dirais plutôt des vaccins abîmés pendant le transport ou avec le changement de climat. Il y a toujours 1 ou 2% qui sont abîmés, malheureusement, je suis tombée dessus. C'est la vie, mais la vie continue.

- Maudy : Tu as bien fait d'ajouter cela, ce n'est pas ce que j'avais compris.
Je voulais répondre à la femme qui parlait des écoles, il y a aussi des rencontres avec les enfants lorsqu'on est maître de chien-guide. J'ai un chien extraordinaire, Monsieur Tchadou, je vous le présente. L'association « En Avant » et même l'école des chiens-guides de Paris vont régulièrement dans certaines écoles pour faire partager, faire comprendre ce qu'est une personne déficiente visuelle. Y a-t-il la même chose pour les personnes handicapées psychiques, malentendantes, motrices etc. ?

- Elisabeth : Il existe dans les livres d'instruction civique des textes sur le handicap et le regard de la différence. Les rencontres, c'est intéressant, il faut toujours raconter aux uns et aux autres, mais faire mettre dans l'instruction civique, à la fois contre le racisme, à la fois pour faire accepter les différences... C'est très important car l'instruction civique permet de rappeler que nous faisons partie de la société, que nous sommes citoyens et que nous devons avoir les mêmes droits que les autres. Par rapport à la langue des sourds, il faut se batailler pour qu'on apprenne comme une langue étrangère dès l'école la langue des sourds, que la langue des signes pardon, est une langue, il faut qu'on l'apprenne tous. C'est comme ça qu'on combattra l'isolement.

- Michèle : L'association dont je parle regroupe tous les handicaps : handicapés mentaux, tétraplégiques, traumatisés crâniens, des aveugles, des sourds etc.

- Fabienne : Je suis aussi intervenante dans le cadre de cette association. C'est très formateur pour nous parce que, en général, cela se passe en binôme, la responsable de l'association tient à faire un binôme de personnes nées handicapées et de personnes devenues handicapées, parce que, parfois, la communication est difficile entre les deux mondes. C'est très formateur pour nous.

- Hélène : Je voudrais continuer à me présenter pour dire que je participe à ce deuxième colloque aujourd'hui, et que je remercie Maudy, Christine, que je connais depuis belle lurette, qui a réussi à fonder cette association « Regard de Soie ». Moi qui suis une femme artiste depuis onze ans, femme handicapée et citoyenne, qui milite pour plusieurs associations, je me suis présentée au conseil régional d'Ile-de-France, Jean-Paul Huchon dit que l'art permet de s'exprimer comme on veut, de s'oublier et de ne pas se voir comme personne handicapée. Je suis tout à fait d'accord avec Delphine, on ne peut pas tout le temps vivre dans sa tête. Il faut se battre et sortir de ses problèmes moteurs et de ne pas rester isolé dans son monde. On n'est pas fait pour être regardé comme handicapé. Moi qui ai un problème de rire, quand je ris, c'est nerveux, si on est comme ça, ce n'est pas de notre faute. Il faut comprendre les autres.

Une femme : Je n'ai rien à proposer de particulier. Simplement je suis la mère de Monica Companys, elle ne savait pas que je devais venir, je suis très très fière de ma fille. Elle a pratiquement 100% de perte auditive aux deux oreilles. Elle a créé sa maison d'édition, elle fait du théâtre, elle fait tout elle-même. Cela vient du caractère et du fait d'être obligée de sortir, de se manifester. Cela donne l'occasion de montrer quelque chose, qu'on est capable de quelque chose.

- Malika : Merci Madame, c'est une merveilleuse conclusion à cette table ronde. Merci à toutes.
Nous nous préparons à accueillir Garance Upham. C'est aujourd'hui la journée mondiale de la tolérance, déclarée par l'Organisation des Nations Unies. C'est une merveilleuse introduction puisque Garance Upham travaille pour l'OMS.
Garance UPHAM est Présidente du Cercle Economie politique et Handicap du Mouvement pour la Santé des Peuples et Secrétaire Générale de Safe Observer International[7] Membre du Comité de Direction de Patients pour la Sécurité des Patients, Alliance Mondiale pour la Sécurité des Patients, Organisation Mondiale de la Santé[8].

---

7 **www.safeobserver.org**
8 **http://www.who.int/patientsafety/patients_for_patient/en/**

UNE ORGANISATION ÉCONOMIQUE PARTANT DES PERSONNES VIVANT AVEC UN HANDICAP EST-ELLE LA SOCIÉTÉ DE L'AVENIR ?

Garance Upham

- Bonjour,
Le Mouvement pour la Santé des Peuples est un mouvement mondial qui rassemble plusieurs centaines d'ONG de par le monde, associations d'Amérique Latine, d'Afrique, ou de l'Asie, qui se battent pour le Droit à la santé pour tous, comme étant un Droit Fondamental de l'Etre Humain[9].
Nous sommes contre l'eugénisme et contre l'euthanasie.

Parmi les plus grands chanteurs de musique classique aujourd'hui, il est un baryton qui s'appelle Thomas Quasthoff[10]. Il mesure environ un mètre vingt, il n'a presque pas de bras, un survivant de la Thalidomide, un 'Thalidomider'[11] et c'est un génie du chant, avec une puissance d'interprétation inégalée.

---

[9] Site Web international www.phmovement.org; site Web francophone pour le Mouvement en France : www.pherforum.org – Le cercle Economie Politique et Handicap a pour objectif de développer une approche alternative de l'économie politique partant du droit universel à la santé, et notamment des «moins aptes», et « inaptes » enfants, personnes âgées et personnes avec un handicap. Défendre et inscrire les Droits des personnes handicapées dans la politique internationale et les Objectifs du Millénaire.

[10] http://www.gopera.com/quasthoff/en/

[11] La Thalidomide a été un médicament donné aux femmes enceintes il y a 40 ans et dont on a trouvé les effets délétère sur les fœtus par la

On pourrait avoir la tentation de dire « pourtant », « malgré » son handicap, c'est un grand chanteur. Mais, non, s'il communique un chant aussi porteur d'intelligence et de passion, c'est parce qu'il a eu cette expérience. Il a choisi de devenir un être d'exception.
J'ai aussi eu le privilège de travailler avec un autre ami « Thalidomider » exceptionnel, un professeur de biochimie au Canada, Gregor Wolbring, membre exécutif du Groupe de Travail sur l'Ethique de la Commission canadienne à l'UNESCO[12], un homme à la stature internationale qui fait beaucoup pour le droit des personnes ayant un handicap et qui se bat aussi contre l'euthanasie et l'eugénisme. *Personne n'est « inapte », nous sommes tous, nous membres de l'espèce humaine « différemment aptes » (Differently Abled, not disabled, dit-il). Il nous faut refuser toute hiérarchie de capacité, toute caste définie par les « autres », les dominants.*
Pour lui, le dépistage des maladies génétiques à fin d'avortement ***systématique*** est aussi douteux que le dépistage du sexe du fœtus en Chine et en Inde pour éliminer les fœtus féminins systématiquement.[13]

Ce matin nous avons entendu parler de dépistage des maladies génétiques. Il faut aussi comprendre que l'enfant né « différemment apte » ou l'adulte qui le devient, est aussi un

---

suite : enfants nés sans bras ou sans jambes, mains attachées au tronc etc.

[12] Professeur Gregor Wolbring, Département de Biochimie et de Biologie Moléculaire de la Faculté de Médecine de l'Université de Calgary, dirige aussi le Centre International pour la Bioéthique, la Culture et le Handicap ainsi que le Réseau International sur la Bioéthique et le Handicap, qu'il a fondés. http://www.bioethicsanddisability.org/start.html

[13] Il fait aussi campagne contre le mouvement des « transhumanistes » qui prétendent créer une classe de « sur hommes » genre Spiderman avec les nouvelles nanotechnologies, car il chasse et pourchasse les mouvements eugénistes de toutes sortes.

être 'génial', c'est dire qui a une merveilleuse 'aptitude', répondrait Wolbring.

« Patients pour la Sécurité des Patients »

La sécurité des patients fait l'objet d'une nouvelle initiative globale de l'Organisation Mondiale de la Santé **(L'Alliance Mondiale pour la Sécurité des Patients**).[14] Je fais partie du groupe de direction de la branche « ***Patients pour la Sécurité des Patients*** » avec d'autres personnes ayant souffert d'erreurs médicales et ayant travaillé pour améliorer la sécurité des soins.

J'ai eu une polio due à un mauvais vaccin, il y a maintenant un demi siècle, avec médicalement parlant 90% de paralysie. On me donnait pour un 'chiffon' à vie, pourtant à force d'exercices journaliers et de soins intensifs toute mon enfance, j'ai laissé béquilles, corset, appareillage, chaussures orthopédiques, et le lit à planche inclinée avec plâtre, à l'âge de treize ans, pour marcher avec seulement une petite canne et bientôt faire le tour du monde. J'ai attendu cinquante trois ans et de nouvelles fractures pour prendre une chaise roulante, tout en continuant à chercher des solutions pour en sortir.

Eh bien, après plus d'une douzaine d'opérations chirurgicales et nombre de fractures occasionnelles et de séjours hospitaliers dans plusieurs pays, je ne retourne en centre hospitalier qu'avec appréhension, prête au 'combat'.

L'expérience me dit que je peux être très bien soignée, une chance sur trois ? Le plus souvent, ce sera médiocre ou mauvais mais sans conséquences, et je cours un risque certain d'être très mal soignée et d'en porter les séquelles. Alors souvent « patiente », je le suis peu quand il s'agit de préserver mon intégrité et ma santé.

---

[14] **http://www.who.int/patientsafety/patients_for_patient/en/**

Par l'Alliance à l'OMS, j'ai appris que j'avais raison d'être un peu 'paranoïaque'. En effet, des études approfondies sur les disfonctionnements des structures de soins au Royaume Uni et aux Etats-Unis, ont montré plus de morts chaque année des suites de mauvaises pratiques en structure de soins que par accidents de la route : 5 000 morts causées par erreurs médicales pour le Royaume Uni, 98 000 pour les USA !
« Les systèmes de soins se comportent comme dans le film de James Bond : « Le droit de tuer » nous a-t-on dit au Sommet de l'Union Européenne sur la « Sécurité des Patients »[15]. Quand un patient rentre dans un système de soin, il a une chance sur trois cents d'en mourir, et une chance sur dix de subir une malversation qui peut avoir des suites invalidantes.[16]
En France, une des premières causes de mortalité des personnes âgées sont les infections contractées lors d'un séjour à l'hôpital car les hôpitaux sont sales et le personnel ne respecte plus les règles élémentaires de l'hygiène.
Or chacun de nous a été, est, ou sera, un/une patient/e. Si nous avons au départ un handicap, alors nous serons encore bien plus souvent « Patientes » que la moyenne.
Quand l'OMS, où je suis consultante, a lancé l'initiative l'an dernier de ***l'Alliance Mondiale pour la Sécurité des Patients***, je suis tout de suite devenue une militante de l'Alliance, pas seulement à cause de ma propre expérience mais aussi parce que j'ai travaillé 15 ans dans la prévention du SIDA sur l'Afrique, et il est évident que l'absence de sang propre, des structures de santé très sales, et une utilisation dangereuse des syringes (recyclage des seringues à usage unique qui ne peuvent pas être stérilisées) mettent les

---

[15]http://www.regteam.com/patientsafetysummit/en/welcome.php?PHPSESSID=038ba0401b043fc00bd69e8e2d36d0b7
http://www.regteam.com/patientsafetysummit/fr/printable/agenda-print.htm
[16] D'après le discours prononcé par Sir Liam Donaldson, Médecin Chef pour le système de santé du Royaume Uni, (Chief Medical Officer) au Sommet, et précédemment, pour le lancement officiel de l'Alliance, le 13 octobre 2005, à l'OMS.

populations en danger et contribuent à la dissémination de tous les virus qui se transmettent par le sang, dont le VIH et les hépatites.
Or l'Alliance a décidé sur le conseil de l'Assemblée Mondiale de la Santé qui rassemble les Ministres de la Santé du monde entier, que le défi à relever était notamment celui des infections contractées dans les systèmes de soins pour les pays en développement. Les priorités sont donc:

- ***soins propres (lavage des mains et précautions universelles),***
- ***sang propre,***
- ***injections sûres,***
- ***eau potable et traitement des déchets.***[17]

Il s'agit de garantir un minimum de soins sûrs, un minimum de santé, aux habitants des pays pauvres, et de leurs garantir que les soins reçus ne leur transmettront pas une hépatite ou un SIDA.[18]
Les prédictions actuelles parlent de plusieurs centaines de millions de cas de SIDA pour les vingt-cinq ans à venir. Cela signifie autant de cas de tuberculose aussi. Si nous voulons éviter cela, il faut que nous ayons un programme qui fasse en sorte qu'il y ait un minimum de sécurité. La prévention de la transmission sexuelle ne peut pas réussir là où les soins sont sales et les populations sont constamment exposées à du sang alors que le VIH est un « rétrovirus à transmission hématogène »[19]

---

[17]http://www.hugge.ch/actualite/communiques_presse_detail_eid_66_lid_7.html
[18] L'OMS AFRO Dr Dicko presentation à l'Assemblée Mondiale de le Santé 2004 – en anglais : http://www.who.int/patientsafety/en/Technologies_&_patient_safety.pdf

[19] Rapport sur la Santé Mondiale 2003, OMS. D'autre part dans le rapport mondial annuel sur l'épidémie de SIDA publié par l'ONUSIDA en Novembre 2005, la « prévention de la transmission du VIH par les soins

La sécurité des injections. Nous, les personnes dites handicapées, nous recevons entre 10 et 100 fois plus d'injections que les personnes sans invalidité. Or, la majorité des personnes handicapées dans le monde sont pauvres. Si les injections sont sales, un problème très grave dans les pays démunis, cela représente une menace très spécifique pour toutes les personnes ayant un handicap physique. Selon l'OMS, sur 16 milliards d'injections annuelles pour des soins médicaux, 8 milliards sont des injections faites avec du matériel souillé, des seringues réutilisées.[20]
Si chez nous, dans nos pays riches, aux Etats-Unis ou en France, on a encore du SIDA mais de façon très limitée, tandis que dans les pays pauvres, l'épidémie est hors de contrôle, c'est aussi à cause de programmes structurels qui ont démoli les services de santé qui font qu'une injection sur deux est sale, c'est-à-dire, effectuée avec du matériel jetable, déjà utilisé et impossible à stériliser comme lesdites « seringues jetables à usage unique ».[21]
En Inde, où j'étais il y a 15 jours, pour la conférence AIDSINDIA de l'Université de Tamil Nadu, j'ai entendu parler d'un village du Punjab où 98% des habitants, des jeunes, femmes, vieillards sont contaminés par le SIDA. Ceci parce qu'un médecin a réutilisé la même aiguille sur tout le village. Il y avait un cas de SIDA et le médecin a contaminé le village entier.

---

[20] **Plus d'information sur la sécurité des injections peut être obtenu par les lettres email spécialisé de l'OMS SIGN (Safe Injection Network) http://www.who.int/injection_safety/sign/en/**

[21] **La responsable de la sûreté des soins au Centre de Contrôle des Maladies (CDC) D'Atlanta, Dr Chen, le disait récemment lors de la rencontre de la réunion du comité de gestion de la sécurité des vaccinations : « *L'idée même de matériel à usage unique pour des populations pauvres est un non-sens : rien n'est jamais à usage unique pour ceux qui n'ont rien !* » -réunion du Comité Directeur pour la Sécurité des immunisations- Octobre 2005, auquel j'ai participé.**

En Chine, des collectes de sang avec du matériel non stérilisé ont donné lieu a 500 000 cas d'infection à VIH parmi de pauvres paysans : tous, enfants, hommes femmes et vieillards sont contaminés.

L'eau potable est un besoin fondamental, c'est plusieurs millions d'enfants qui meurent tous les ans. Ce droit à l'eau est un élément essentiel du droit à la vie pour tous. De plus les infections parasitaires présentes dans l'eau impropre sont des facteurs qui facilitent tant la tuberculose que le VIH.[22]
Des études à l'OMS ont aussi montré que les soins à domicile pour les personnes atteintes de SIDA n'étaient pas viables sans eau courante.[23]

Economie politique et handicap[24]

Quand des pronostics spéculent sur 400 millions de personnes avec un déficit immunitaire dans les années à venir, il s'agit d'une crise sanitaire au niveau mondial similaire à celle qui fit perdre à l'Europe la moitié de sa population au XIVe siècle.
Car, 400 millions de cas de SIDA, c'est autant de tuberculoses, dont une proportion grandissante est déjà résistante aux antibiotiques aujourd'hui, et puis une augmentation de virulence de beaucoup d'autres pathologies,

---

[22]http://www.ajol.info/viewarticle.php?id=21688&jid=45&layout=abstract
http://www.ngo-forum-health.ch/monthly_meetings/september05/2
[23] Jacqueline Sims, OMS, (présentation au NGO Forum for Health, Septembre 2005) rappelle que, 2.6 milliards de personne n'ont pas de système sanitaire (73% sont des Africains) ; 1,1 milliards n'ont pas accès à l'eau potable (65% des Africains ne l'ont pas) ; le manque d'eau potable tue 4500 enfants tous les jours, et le SIDA est d'abord une maladie des pauvres qui sont ceux n'ayant pas accès à l'eau potable. Elle souligne l'importance de l'eau pour soigner les personnes ayant un SIDA à domicile et l'insurmontable difficulté que représente la corvée de l'eau pour toutes les personnes à mobilité réduite.
[24] Mon propos sur l'économie n'engage évidemment que moi-même.

dont le paludisme et nombre de maladies exotiques et nouvelles.
La pauvreté n'est pas systématiquement synonyme de recrudescence de maladies, mais l'effondrement économique, ou la « décroissance » en termes réels (le déclin de la production agricole et industrielle), est, lui, générateur d'un type d'appauvrissement toujours associé à une montée en puissance de grandes épidémies.
Comme économiste ayant quelques connaissances en histoire, je suis peinée et choquée face aux politiques de démantèlement des services publics et de privatisation du secteur étatique.
Il est certain que dans une économie ultra-libérale, nous ne serons pas les premiers et premières, mais bien certainement les derniers et les dernières !
D'un point de vue de l'économie politique, que veut dire *'in-apte'* ou *'in-valide'* ? « Ne peut pas subvenir à ses propres besoins ».
Si on prend un nouveau-né, il est *in-capable* de subvenir à ses propres besoins. Donc tous les enfants du monde, tous les enfants des humains sont donc des personnes intrinsèquement *'in-aptes', 'in-valides'.*[25]
Le but de l'économie politique, c'est de faire en sorte que l'humanité se reproduise, donc que ces personnes *'in-aptes'* puissent vivre et développer leurs capacités. La personne

[25] De là le rejet de la notion de DALY – Disability Adjusted Life Years développée par C. Murray et adoptée par la Banque Mondiale comme une notion foncièrement rétrograde pour les personnes avec un handicap. De fait le DALY estime le coût / efficacité d'une intervention médicale par le nombre d'années de productivité gagnée par cette intervention. Ses détracteurs ont montré que par cet argument le meilleur investissement serait celui ciblant les hommes jeunes adultes travaillant et en pleine forme ! Et évidemment un investissement bénéfique pour une personne handicapée ne travaillant pas sur le marché – serait une perte totale économiquement parlant.
Aujourd'hui d'ailleurs les 'experts' estiment qu'il faut nier l'accès aux soins du cancer pour les fumeurs, aux prothèses de genoux pour les obèses, aux traitements du foie pour les alcooliques.

âgée, c'est nous tous un jour ou l'autre, devient '*in-valide*'- *elle va prendre sa retraite d'une part, et va développer une forme ou une autre d'in-validité physique*.
C'est de l'économie fondamentale.
Une économie viable demande donc que la population adulte apte à travailler soutienne tant les personnes jeunes '*in-aptes*' qu'âgées, ou toute personne '*in-apte*'.
Une économie en croissance, comme dans l'après-guerre, est une économie où l'État est entrepreneur pour le bien commun, pour l'ensemble de la nation afin qu'elle ait un bien-être qui soit redistribué à tous et qu'elle puisse se reproduire.[26]
Mais aujourd'hui l'économie est devenue synonyme d'une course folle pour ramasser du profit à très court terme. C'est une économie prédatrice, cela. Mais ce n'est pas une véritable économie et ce n'est pas la façon dont l'humanité s'est développée historiquement. Aujourd'hui il n'est pas nécessaire d'être membre d'ATTAC pour le dire, puisque même des économistes proche du MEDEF, de grand libéraux pas du tout contestataires le disent aussi.[27]
La France a été le premier Etat-Nation 'capitaliste' contre les féodalités dès le XVe siècle. Le capitalisme en tant qu'Etat, c'est une invention française dans l'histoire.
Cet Etat-là, plusieurs siècles d'histoire, on est en train de dire, c'est fini : c'est chacun pour soi, que le meilleur gagne.[28]
Privatiser la SNCF, la Poste, EDF, la production d'énergie,

---

[26] Ceci est vrai que l'économie soit de type capitaliste ou socialiste. Cela n'est pas une condition suffisante pour la croissance réelle, mais c'est une condition nécessaire.

[27] Jean-Luc Gréau (L'avenir du capitalisme) dit que le capitalisme d'aujourd'hui n'est pas durable, qu'il va droit dans un mur, parce qu'on ne peut pas espérer une économie de croissance si toute l'industrie ne cherche qu'à maximiser la rentabilité immédiate pour l'actionnaire, sacrifiant main d'oeuvre, investissement, production, recherche...

[28] Le « Darwinisme », la loi du plus fort, est aujourd'hui rebaptisé la « *compétitivité* ».

tout ce que, ensemble, communistes, socialistes, et gaullistes avaient fait dans l'après-guerre, nous rendrait 'compétitif'?
Le Japon, avant et durant son époque fasciste, était un PVD parmi d'autres, un pays en voie de développement, avec une armée forte. Après avoir perdu la guerre, le Japon est devenu une grande puissance industrielle. Comment ? L'Etat a agi comme avait fait Michel Debré, comme avait fait de Gaulle pour relancer l'économie française, et longtemps avant lui Hamilton pour développer les Etats-Unis d'Amérique, c'est-à-dire un système de gouvernement où les crédits sont alloués aux entreprises, (des centaines de millions de yens annuels au Japon) pour développer la production pour tous, bref un système où le système monétaire est au service du pays.[29],[30]
Si le bien-être de tous, par une croissance au service d'une économie dont le squelette est le contrôle public des services, de l'énergie, du transport, des choses essentielles, n'est pas plus le but ultime d'une économie, alors arrive un système économique qui gère de plus en plus une société globale basée sur l'euthanasie et l'eugénisme, et pour les pays pauvres et soumis, c'est déjà cette situation-là.
Le libre marché est un outil de croissance quand les pays sont de niveau économique semblable, mais un outil de dévastation quand les partenaires sont inégaux, comme prétendre renforcer le caractère des brebis en éliminant la clôture qui encadrait les tigres ![31]

---

[29] Les Japonais, devenus une des toutes premières puissances industrielles au monde, se sont insurgés contre la politique du « Consensus de Washington » comme politique globale à l'intérieur de la Banque Mondiale durant les années 80. Ils disaient que cette politique libérale là empêcherait le développement des pays pauvres et mènerait l'Afrique à la ruine. Ils avaient raison. On leur a cloué le bec avec la crise financière.

[30] Voir par exemple, le site d'économistes polytechniciens français : www.chomage-et-monnaie.org

[31] « Kicking away the ladder » de l'économiste Coréen Chang, Ha-Joon l'explique très bien (Enlevez leur l'échelle) – voir sur http://www.eh.net/bookreviews/library/0777.shtml

Les pays pauvres, en termes d'agriculture, de production locale, n'ont pas les moyens d'ouvrir leurs frontières et de résister aux multinationales. En Zambie, ce petit pays a perdu beaucoup d'emplois, près de 350 000 sur un total de 800 000, depuis l'ouverture des marchés dans le cadre de l'OMC[32]. Au Kenya, la production agricole locale s'est effondrée car les multinationales leur ont imposé l'ouverture au marché mondial.

Réveillez-vous. Comme dans les années 30, il existe une situation de crise financière latente, de crise politique extrêmement grave qui ne pourrait se résoudre que par le développement pour tous ou par l'eugénisme et l'euthanasie au niveau global.
Comprendre l'économie politique par le handicap, c'est comprendre cette vérité universelle qui est que l'on devient plus riche individuellement par le partage. Vichy, la survie du plus apte, la gloire de la super-famille made in USA, cela nous mène à l'appauvrissement et à la mort. Tandis que laisser les Africains développer leur richesses - au lieu de piller et voler leurs matières premières - nous enrichirait extraordinairement, tant spirituellement que matériellement.

Ce forum, j'espère que cela ne peut être qu'un début de prise de conscience. Si on existe comme une personne ayant un handicap, c'est peut-être parce qu'on a su survivre, et que survivre demande d'être plus généreuse, plus intelligente, parce qu'on pense aux autres avant de penser à soi-même, parce qu'on veut que toute l'humanité entière soit mieux dans sa beauté, dans sa diversité.
Et ce n'est possible que tous ensemble. Merci.

- Malika : Merci, Madame Upham.
La troisième table ronde va s'installer.

---

[32] **Organisation Mondiale du Commerce**

- Maudy : Je voudrais vous présenter une femme du Burkina Faso qui est venue exprès à ce forum. Elle travaille sur la prévention contre le Sida. Elle est arrivée hier du Burkina Faso.

- Mamounata : Bonjour à tous. Merci à Maudy de me faire participer à ce forum.
Je suis dans une association de lutte contre le sida au Burkina Faso. Nous recevons beaucoup de femmes séropositives, elles cherchent à avoir accès aux médicaments, subvenir à leurs besoins. Il y a aussi le problème de désir d'enfant. Elles veulent savoir par quelle méthode avoir un enfant sans le contaminer. Les femmes séropositives sont très handicapées par les moyens financiers pour mieux se soigner, pour payer les études de leurs enfants. En plus, leur mari est souvent déjà décédé du sida.

- Malika : Je laisse deux minutes à Diane pour vous présenter le festival « Retour d'images ».

- Diane : Je suis de petite taille, donc vous ne pouvez pas me voir !
Je donne l'affiche du festival - c'est très gentil de me donner la parole maintenant - le festival « Retour d'images » a lieu dans une semaine à Paris. Nous avons des programmes en braille, ils sont près de la table de la vélotypiste. Je vous invite à en prendre, car c'est un festival qui nous concerne : c'est un festival de cinéma : c'est le regard des personnes handicapées sur leur image au cinéma. Il y a aussi un site Internet : www.retourdimage.org
Nous vous invitons à venir à ce festival, il est tout accessible : langue des signes, pas de vélotypie, mais sous-titrage de tous les films et audiodescription.

TABLE RONDE INTERNATIONALE

Table ronde n° 3

- Malika : je vous présente la troisième table ronde de la journée, la table ronde internationale. Elle est animée par Danièle Michel-Chich, journaliste indépendante, spécialisée dans les questions de société. Elle est l'auteure de plusieurs ouvrages dont : « Viens chez moi, j'habite chez mes enfants », « Réussir notre école ». Elle est mère de quatre enfants. Elle est handicapée légère.

- Danièle : Je vous remercie d'être là, d'être encore là parce que, depuis 9 h, je vous trouve héroïques ! Vous avez l'habitude d'être des patientes, donc d'être patientes.
Je suis handicapée légère, j'ai une jambe artificielle, mais je marche, donc je m'estime très chanceuse. Par ailleurs, je suis engagée dans une enquête dedans-dehors. Dedans parce que je connais le monde des centres de rééducation du handicap, et dehors parce que je suis journaliste.
Cette table ronde sera vraiment un bouquet final. Nous avons des représentantes de plusieurs pays : Espagne, Allemagne, Italie, Liban, Cameroun, une suédoise française. L'idée est que ces femmes qui vivent toutes en situation de handicap disent quelle est la situation des femmes handicapées dans leur pays et à partir de leur expérience et à partir de leur engagement militant.
Nous commençons par Angélina.

- Angélina : Bonsoir à tous. Je suis originaire du Cameroun. Je venais vous dire quelques mots sur la situation de handicap en Afrique, en particulier au Cameroun, que j'ai quitté assez jeune pour arriver ici dans les écoles spécialisées, parcours

universitaire, juriste, chanteuse, auteur-compositeur. Actuellement je suis conseillère de l'emploi à l'ANPE. Mon engagement est d'aider les personnes handicapées au niveau de leur emploi, ce que j'aimerais faire dans mon ANPE du 16ème, ce qui est chose difficile car aujourd'hui, on envoie tous les handicapés sur Handipass ou sur Ohé-Prométhée. Un grand scandale. Paradoxe : il y a une volonté du gouvernement de vouloir qu'on travaille, mais une intégration difficile sur les lieux.
Chez nous, au Cameroun, il n'y a pas de moyens économiques, donc les personnes handicapées vivent dans la société, il n'y a pas de regard différent. A partir du moment où on participe à la vie, où, financièrement, on arrive à s'assumer, le regard des autres n'est plus le même. Au Cameroun, je suis regardée d'abord en tant que femme.

- Je m'appelle Dinah. Je viens d'Allemagne. Je suis directrice d'un centre pour la vie indépendante. En même temps, je suis vice-présidente de l'organisation mondiale des personnes handicapées (en France GFPH). Je sais que « Femmes pour le dire, Femmes pour agir » en est aussi membre. Cette organisation mondiale regroupe tous les handicaps. Je suis aussi présidente du comité des femmes de cette organisation. C'est beaucoup de travail, et surtout, dans tout le monde, les femmes handicapées appartiennent à la population la plus pauvre.

- Imane : J'ai vingt huit ans. Je suis d'origine libanaise. J'ai été atteinte de brûlures graves pendant la guerre du Liban, à huit ans. J'ai le plaisir d'être parmi vous aujourd'hui pour participer à ce forum, et c'est la première fois de ma vie que je parle en public. Je parle surtout d'un problème très sensible dans mon pays, et dont on ne parle jamais, ou dont on n'a jamais eu le droit de parler, je vous remercie donc aujourd'hui de m'avoir donné la parole pour pouvoir m'exprimer.

- Danièle : On va revenir après sur les situations parfois vraiment difficiles dans certains pays.

- Carme (Catalogne Sud) : Bonsoir, c'est pour moi un plaisir de pouvoir remercier Maudy Piot et l'organisation de cette rencontre. Je suis la présidente de l'association « Dones No Standard ». Nous disons que la femme handicapée a un discours de sans-voix car elle n'a jamais été écoutée. Pardon, je parle français très mal.
L'association a été constituée en 1995. Le 28 novembre, nous faisons une journées de travail à Barcelone sur la violence envers la femme handicapée.
Je suis Carme Riu, j'ai 54 ans, je suis mariée depuis 28 ans. Mon mari m'accompagne ici. J'ai deux filles, 27 et 24 ans. Je suis handicapée depuis que j'ai sept ans, une poliomyélite. Je suis professeur de l'école publique secondaire à Barcelone.
J'ai travaillé depuis 1977. Je suis licenciée en psychologie, en pédagogie et je suis docteur en psychologie sociale. Je suis représentante municipale des personnes handicapées à Barcelone. Je fais des documents sur la femme au conseil de l'Europe. J'ai apporté des livres, si vous voulez.

- Gisèle Caumont : Je suis française, résidante permanente en Suède depuis sept ans. J'ai soixante sept ans. J'ai toujours vécu à Paris. Je suis orthophoniste. Je travaillais dans le 13ème arrondissement en psychiatrie infantile. Je suis partie il y a sept ans pour vivre en Suède où l'aide aux personnes extrêmement handicapées, que l'on dit dépendantes - mais je n'aime pas du tout le mot - est telle que, depuis sept ans, ce petit pays m'a permis de vivre enfin comme femme avec un corps respecté. Je peux mener la vie que je veux. Je veux le crier très fort car c'est possible.

- Danièle : Merci. On va revenir après sur ce choix original, et un peu douloureux aussi, et heureux quand même dans le dénouement.

- Stefania Mosca : Je suis italienne, j'ai trente-cinq ans. Je ne suis pas mariée, je n'ai pas d'enfants. Je voudrais remercier Madame Piot de m'avoir invitée à ce forum. C'est une bonne occasion pour toutes les personnes car elles ont la possibilité d'être avec beaucoup de gens et peuvent écouter l'expérience des autres, et prendre quelque chose à emporter à la maison.
Je suis paraplégique. A neuf ans, j'ai eu un accident de la route qui a paralysé mes jambes. Une voiture m'a heurtée. J'ai eu beaucoup de difficultés. J'ai une licence de français et en ce moment je suis assistante d'un professeur d'anglais à l'Université. J'appartiens à une organisation internationale (DP International Italia) où je suis au secrétariat national. Cette organisation a pour but la reconnaissance des droits pour les personnes handicapées. Elle favorise l'autonomie et l'indépendance des personnes handicapées. Je me suis intéressée au monde du handicap pour mieux comprendre les droits, les lois qui m'aident à résoudre mes problèmes, et pour aider et soutenir les autres.

- Danièle : Je vais t'interrompre… Comment concrètement, quand on est dans un fauteuil depuis x années, on se dit : je vais militer. Quels sont les faits de la vie quotidienne qui font que tout d'un coup, tu t'es intéressée au monde associatif et tu as milité ? Quelles sont les difficultés que tu rencontrais qui ont fait que tu t'es dit : ça suffit ! je vais aller voir avec d'autres ?

- Stefania : Dans mon parcours, j'ai eu beaucoup de difficultés. Par exemple dans le milieu où j'ai vécu mon enfance, l'ignorance des personnes non habituées au handicap, par exemple à l'école. A l'école, la difficulté est pour entrer dans l'école, transports, salle commode pour moi. L'école n'était pas préparée au handicap. Et aussi la mentalité des personnes, et la pensée qu'ils ont de nous, uniquement comme quelque chose de physique.

- Danièle : Tu veux dire que quand on est handicapé, les autres nous perçoivent comme incapable de penser ?

- Stefania : Cela arrive pour beaucoup de personnes, donc qu'on ne peut pas s'amuser, se marier.

- Danièle : Corriger l'image : je suis assise, mais je peux penser.

- Stefania : Il y a aussi des services inadéquats qui nous empêchent de vivre une vie sereine. Nous devons partir dans d'autres pays pour nous soigner, on a la difficulté de trouver des centres spécialisés pour la rééducation. Le handicap commence en dehors de ma porte. On est serein quand on est seul, mais après, l'extérieur, le trottoir, la voiture, quand on doit entrer dans un bâtiment public…

- Danièle : Est-ce que dans les autres pays que vous représentez ici on a le même constat ? Dès qu'on sort de chez soi toutes les difficultés du monde extérieur nous empêchent de vivre… Gisèle, c'est le moment d'expliquer pourquoi tu as changé de pays.

- Gisèle : J'ai d'abord changé de pays, parce que je l'aime ce pays-là, sinon, je n'y serais pas. Lorsque je sors de chez moi en Suède il n'y a pas de problèmes, presque tout est aménagé. Dans les trains, il n'y a pas de problèmes, il y a les plates-formes élévatrices. Mais si j'ai surtout choisi ce pays, c'est parce que la situation des personnes très dépendantes est une catastrophe en France. En Suède, c'est possible. Par exemple, je suis conseillère municipale. J'entendais tout à l'heure qu'il fallait qu'on s'engage, qu'on participe. Si j'étais restée en France, qui m'aurait emmenée/ramenée, aidée à aller aux toilettes ? Personne. Les personnes très lourdement handicapées ne peuvent pas prendre de responsabilités actuellement dans la mesure où on n'a pas l'aide dont on a besoin : on doit être couchée ici à huit heures du soir et

personne ne vient nous lever avant huit heures du matin. Il n'y a pas de vie sociale, il n'y a pas d'engagement politique ou social. Ce sont seulement de très beaux mots car c'est un leurre.
C'est vrai que j'ai laissé les gens que j'aime, mon histoire, mes racines, mais je savais que je m'engagerais vis-à-vis de la France. J'ai maintenant la possibilité de venir témoigner, d'essayer de faire avancer les choses ici. Cela me paraît être le but de ma lutte ici.
Je parlais tout à l'heure avec une jeune femme en situation de dépendance. Je voudrais dire un mot de la situation de femme handicapée ici. En Suède, il est écrit (c'est un texte de loi de 1994) que nous devons avoir toute l'aide nécessaire pour participer pleinement à la vie sociale. On ne parle pas d'aide à domicile, de maintien – je trouve ce mot terrible - à domicile, c'est l'aide à la personne. Aujourd'hui, je suis ici, Il y a trois jours j'étais à Poitiers, mon assistante est avec moi, je n'ai pas de domicile ici. Mais le fait que je peux choisir qui va m'aider, quand et comment, j'ai tout à fait les moyens, cela ne me coûte rien. Nous parlions avec cette jeune femme : quand on nous envoie du personnel qu'on n'a pas choisi, qu'on n'aime pas parfois. Des fois, on nous envoie un homme alors qu'on voudrait que ce soit une femme. Quand on est en France, c'est difficile de le dire, c'est plus facile pour moi car je suis à l'étranger, mais notre corps ici n'est pas respecté. Ce sont des viols, un manque de respect constant. Excusez-moi, je me sens très émue.

- Danièle : C'est très émouvant et terrifiant en même temps. Mais on se dit en même temps qu'on va y arriver, c'est pourquoi on est là aujourd'hui, avec cette concentration d'énergie sentie toute la journée.

- Carmen : Je pense que le handicapé commence par la culture. Le monde n'est pas construit avec les personnes handicapées. Les personnes handicapées ne sortaient jamais. Maintenant, elles commencent à sortir. Les problèmes sont à la maison, en dehors de la maison, politiques. Un jour comme aujourd'hui, c'est important de faire la reconstruction de toutes les cultures.

- Danièle : C'est ce balancement des cultures d'un pays à l'autre qui fait que les personnes handicapées ont des situations très différentes... Dans les pays du Nord et dans les pays de tradition protestante, on a caché pendant moins longtemps les handicapés, on s'est mis à s'en occuper plus tôt et le retard est moins grand que dans les pays du Sud et de tradition catholique, où on les cachait. Pour les familles c'était une honte. Depuis qu'on s'est aperçu qu'on pouvait les sortir, que l'opprobre n'était pas trop monumental, on a un retard gigantesque et dans les mentalités et dans l'accessibilité.
Dans ces pays dont parle Gisèle, on ne s'est pas occupé des handicapés, on s'est occupé de toutes les personnes. Pour les pays du Sud, Imane va nous dire ce qu'elle m'a dit hier sur la situation des personnes handicapées au Liban et toute la difficulté à relever la tête.

- Imane : Je précise que le Liban, c'est au Moyen Orient et pas au Sud.
Je voulais répondre aux gens qui disent que c'est la France, c'est la situation des personnes handicapées en France, je suis d'accord avec eux qu'il y a mieux ailleurs dans d'autres pays, mais c'est encore beaucoup beaucoup mieux que dans d'autres pays. Par exemple, je le dis avec peine, car c'est mon pays, au Liban, jusqu'à maintenant, il y a des personnes handicapées qui pensent qu'elles n'ont même pas le droit de s'exprimer, d'exister ou de se considérer parmi les gens de la société. La plupart des personnes handicapées au Liban sont complètement isolées, elles n'ont droit à rien : ni au travail, ni à l'intégration. La situation en France, je pense, n'est pas mal. Il y a cinq ans que je vis en France. Je suis venue pour continuer mes études. Je suis en dernière année de thèse de doctorat en biologie à Amiens. Le fait de sortir du Liban

c'était pour moi comme si c'était sortir d'une prison. Chez moi, je ne me baladais pas trop, j'étais soit à la maison, soit à la fac. Je ne sortais pas souvent. Je n'osais pas sortir car j'avais peur des réflexions des autres qui sont cruels. Ce n'est pas leur faute, mais c'est une faute de toute la société, une faute d'éducation. Une petite expérience : une fois que j'ai eu ma maîtrise de biologie au Liban, en attendant de venir en France, je voulais trouver un petit travail, je voulais enseigner. C'était impossible, on me disait d'aller me faire soigner avant. Parfois, on me disait : cela sera peut-être dur pour vous. Je leur disais que c'était mon problème, que je l'assumais complètement. Donc le défi était lancé, et j'étais prête à faire ce combat. Après, ils me racontaient plein d'histoires et me disaient que ma présence poserait des problèmes dans l'école car les enfants seraient choqués.
Le Liban a vécu plusieurs années de guerre, c'est peut-être le pays où il y a le plus de problèmes de santé, des séquelles de brûlures, ou des paralysés, mais malheureusement, on ne les voit jamais, car ces personnes sont complètement isolées. Et elles pensent toujours qu'elles n'ont pas le droit de s'exprimer ou de demander leurs droits.
C'est pour ça que je suis venue aujourd'hui pour m'exprimer. Cela permettra d'évacuer un peu et d'ouvrir les yeux aux autres sur ce qui se passe dans d'autres pays. Quand je suis venue en France, c'était vraiment une libération pour moi : je m'habille comme je veux, je fais comme je veux, je me balade où je veux, je me sens complètement libre.

- Danièle : C'était la minute optimiste pour toutes les militantes handicapées françaises qui ont une liste de revendications importantes. Dans d'autres pays, la route est encore plus longue.

- Dinah : Moi je lutte pour que les femmes handicapées soient rendues visibles. Il faut confronter la société avec notre personne parce qu'elle doit comprendre que nous sommes une part de la société. Nous avons les mêmes droits humains.

Comme femmes handicapées nous avons des droits humains, il faut que ces droits soient réalisés. Gisèle a dit pour les assistants personnels, cela est vraiment nécessaire pour nous, pour que nous puissions participer dans la vie, dans tout ce que la vie d'une femme comprend, signifie.

- Danièle : Dinah, qu'est-ce qui, dans ton expérience en Allemagne, a fait que tu aies eu envie qu'on voie les femmes handicapées ?

- Dinah : Mon histoire personnelle : j'étais très isolée, mon enfance m'a rendue très enragée. Cela m'a donné de la force. Il y a dix ans, en Allemagne, les femmes handicapées ont commencé à témoigner en public sur la violation de nos droits humains, sur la violence dans les familles, dans les institutions, sur le fait que nous n'allons pas dans les mêmes écoles. Et même notre ministère des Femmes et des Familles, quand nous avons proposé un projet, a dit : ce n'est pas à nous de vous donner de l'argent, dirigez-vous vers le ministère Social. Mais nous avons dit : non, nous sommes des femmes d'abord. Et c'est vous, votre ministère qui est compétent pour nous.

- Danièle : Je résume bien : le ministère des Femmes a refusé de prendre en compte vos revendications de femmes handicapées ?

- Dinah : Ils l'ont fait parce que nous avons lutté. Maintenant, nous avons eu un succès dans les lois parce que, dans les dernières lois, c'est expressément dit qu'il faut faire attention aux besoins spéciaux des femmes handicapées. Je pense que notre lutte est une lutte politique. Il faut que nous gagnions cette lutte politique. Ce n'est pas qu'une lutte sociale ou médicale.

- Angélina : J'écoute toutes ces journées avec beaucoup d'attention, beaucoup d'admiration, mais je viens de loin !

Au Cameroun, la situation des femmes, c'est d'abord la survie, avant de parler de leurs droits, d'épanouissement et autres. Il faut d'abord que la petite fille puisse devenir une femme. On est dans des pays où les problèmes économiques ne sont même pas la priorité du gouvernement. Donc imaginez les problèmes des personnes handicapées. On n'est pas du tout dans leurs préoccupations. Les personnes handicapées ont compris qu'elles ne pouvaient exister qu'en se regroupant en associations. Jusqu'à une période récente elles n'étaient pas scolarisées, on les cachait dans les villages. Quand j'étais petite, ma mère était appelée sorcière car elle avait eu trois enfants aveugles. Et on était cachés. C'est une religieuse qui a découvert ces trois enfants. Je suis venue en France. Mes frères sont restés sur place, ils n'ont pas été scolarisés, ils ont appris le braille par correspondance, ils ont appris la vannerie dans la zone anglophone. Le plus jeune a pu intégrer une école normale. Aujourd'hui, nous avons Paul Tezanou, mon grand frère, qui est le président de l'association des aveugles d'Afrique. Nous avons compris qu'il fallait se rassembler et avoir des micro-projets pour s'en sortir économiquement avant de penser à la reconnaissance. Parce qu'on ne nous voit que si on existe socialement et que si on a une activité économique A partir du moment où on pèse sur les autres, parce qu'ils vont devoir s'occuper de nous, nous nourrir entre autres, ils n'ont plus envie de nous voir. Donc les femmes camerounaises se regroupent en associations, on a créé un centre où on reçoit les filles et les garçons qui vont en journée à l'école normalement ; les professeurs, on les a formés au braille « à la sauvage », et les jeunes rentrent le soir, on sépare les filles et les garçons. Maintenant, on a une association de femmes. On essaie de leur faire monter des micro-projets, d'avoir un petit lopin de terre, d'apprendre l'agriculture, l'élevage, en dehors des études, d'avoir une petite activité de troc, fabrication de paniers. On échange des coussins contre de la salade. Ce qu'il y a de très intéressant, c'est qu'elles sont très épanouies, elles ont la joie de vivre dans le cœur. A partir du moment où elles

ont un petit minimum, elles s'épanouissent, on les regarde comme des femmes. Mais on ne les épouse pas, parce qu'une femme aveugle, comment elle va faire la cuisine ? Mais pour les avoir comme maîtresses, il n'y a pas de problème !
Ici, on a beaucoup de choses pour avancer, mais vous êtes déjà loin, la France est quand même un pays merveilleux, on arrive à dire ce qu'on veut dire : j'ai envie d'exister, de m'épanouir, de travailler, de faire un métier artistique ; je veux apporter aux autres, donner. En Afrique, le don est naturel, on reçoit des autres car ce sont des sociétés conviviales, mais on n'a pas de moyens économiques et il y a les mentalités à faire changer. Il faut parler aux pouvoirs publics, se rassembler, on le fait beaucoup à travers la musique, c'est pourquoi je chante.
Tout n'est pas rose, et le scandale du sida aujourd'hui, pour ne pas dire que tout est rose, tout va bien en Afrique, c'est faux. Dans les mentalités, on dit qu'avoir un rapport sexuel avec une personne handicapée, ça guérit du sida. Donc il faut lutter contre l'ignorance. Mais l'épanouissement, on l'a, et on voudrait vous l'apporter.

- Danièle : Merci beaucoup. Je trouve cela triste de devoir interrompre les participantes. Malika me dit qu'il faut arrêter. Il nous reste cinq minutes pour poser des questions aux participantes. J'espère que vous n'aurez pas trop le sentiment de frustration.

- Françoise : Bonsoir à tous. Je suis élue municipale de la ville de Pessac, près de Bordeaux. Je ne suis pas chargée du secteur des handicapés, mais je suis là en tant que handicapée, chargée des relations internationales. Cette table ronde me permet de rendre hommage à tous les participants des pays car Pessac est jumelée avec une ville d'Allemagne, avec une ville d'Espagne et une ville de Roumanie. A l'occasion des déplacements que j'ai pu faire, en fauteuil roulant, ce n'est pas toujours facile, pour moi, c'est l'Espagne qui a le meilleur accueil pour les handicapés physiques, même si cela semble étonnant. Bravo, l'Espagne, quelle que soit la région, l'accueil est bien fait. L'Italie également. La Roumanie, c'est moins facile. L'Allemagne, ce n'est pas évident. On sent au travers des discussions qu'on peut avoir, qu'il y a des difficultés.

- Malika : Notre participante espagnole voudrait intervenir. On peut se dire à une prochaine fois. On peut étendre une table ronde à bien d'autres pays. Avant de laisser la parole à Carme, j'aurais aimé parler des Etats-Unis où je viens de passer deux ans, où c'est encore bien différent et c'est vrai bien agréable. A très bientôt.

- Carme : Merci d'avoir parlé de mon pays. A Barcelone, l'architecture c'est bien, et les transports publics aussi. Mais au niveau de la femme, la question de la femme handicapée ne nous satisfait pas. Nous comme femmes, avec les mères des personnes handicapées et notre association, nous allons de l' avant.

Malika : On aura compris : le combat continue, même là où c'est bien !

Je donne la parole à Françoise Madray-Lesigne qui doit faire une synthèse. Elle a été directeur de recherche au CNRS, s'intéressant aux questions de langage. Elle est secrétaire générale de l'Association Valentin Haüy et non-voyante.

SYNTHÈSE

Françoise Madray-Lesigne

Bonjour à tout le monde.
Je me doutais, quand Maudy m'a demandé si j'accepterais d'être le naïf pour écouter toute la journée, qu'elle me proposait une tâche impossible. Elle est encore bien plus impossible que je ne l'avais imaginé. Je la remercie quand même beaucoup de m'avoir demandé de participer à ce forum car nos débats ont été tellement divers et tellement riches que, si j'entreprenais de les synthétiser, je ne pourrais que les réduire à la caricature.
Je vais faire quelque chose de plus modeste, je vais vous dire ce que moi, j'en ai retenu, ce que j'ai retenu des témoignages si riches d'expériences que nous avons écoutés ce matin. Des exposés que nous avons écoutés depuis ce matin, j'en ai retenu deux impressions extrêmement fortes. D'abord un grand bonheur, et ensuite une émotion profonde.
Un grand bonheur, oui, je pèse mes mots. Le bonheur d'avoir entendu parler de situation de handicap avec des mots de femmes, c'est-à-dire avec des paroles qui savent donner à partager des choses dont la plupart du temps, presque toujours, les hommes ne parlent jamais, c'est-à-dire donner à partager les souffrances intimes, les doutes, mais aussi la détermination à se faire respecter en tant qu'être humain à part entière. Et cela en ancrant non pas sur des considérations théoriques, philosophique, mais sur son vécu, sa propre expérience.
Ces paroles qui ont été ici dites en tant que femmes citoyennes, prêtes à donner la vie et à tenir leur place de femmes dans la société, avaient un point commun. Ces paroles étaient débordantes d'un amour de la vie qui, au-delà

du doute, du désespoir, des dépressions, cet amour de la vie donne à toutes les femmes qui ont parlé et dans lesquelles je me suis reconnue, presque tous les courages.

J'ai donc partagé avec grand bonheur cette soif de vivre évoquée par Anne Hidalgo, qui s'entendait dans toutes les voix de femmes qui ont témoigné aujourd'hui.

Beaucoup d'émotion : car nous avons été avec la première table ronde, sur le handicap en héritage, ah oui, quel héritage ! Vous parlez d'un héritage ! Dans notre pays, la République française souvent évoquée aujourd'hui, dont nous sommes des femmes citoyennes, en général, un héritage, si on le trouve trop négatif, on peut le refuser, mais malheureusement, cet héritage-là, nous n'avons aucune possibilité de le refuser.

En abordant ce sujet, nous avons été conduites au cœur de la difficulté de se construire en tant que femmes avec cet héritage aussi lourd à accepter qu'est une maladie génétique. Sans doute n'est-on pas responsable de ses gènes, comme l'a souligné Madame Briard, mais comment ne pas se sentir coupable de porter en soi ces gènes que nous n'avons pas choisis. Et voilà la femme porteuse de ce risque de maladie génétique sommée de répondre à ce risque par le courage au quotidien.

Premier courage : celui de s'informer parce que c'est un courage que de s'informer. Essayer de s'informer très en amont de façon à ne pas s'informer dans l'urgence.

Deuxième courage : comment parler de cela à son compagnon ? Question délicate à aborder de face.

Courage de lutter enfin pour avoir le droit de choisir pour savoir comment on se situe, quelle position on va prendre par rapport à la maternité, au désir de maternité. Courage de décider et aussi d'être capable de changer d'avis au fil du temps, au fil des impératifs dictés par ce que chaque femme confrontée à cette question a de plus profond en elle. Toutes ces choses ont été résumées par une formule : ne jamais baisser les bras.

Les témoignages ont fait écho à cette espèce de nécessité de volonté et de courage auxquels sont confrontées les femmes porteuses d'une situation de handicap.
Je n'ai jamais pu me laisser aller, a dit quelqu'un ; une autre a souligné, en évoquant son enfance en intégration, les moments difficiles expérimentés à la maternelle où elle travaillait avec l'orthophoniste pendant que les copines faisaient la sieste.
Et cette phrase, je vous demande de la réfléchir au plus profond de vous-mêmes : quand on est sourd, entendre avec un appareil est un travail à temps plein, qui s'ajoute, si on a la chance d'avoir un autre travail, à tous les autres travaux de la journée.
Donc nécessité de s'accrocher, nécessité de porter toujours la volonté d'y arriver, de se battre.
On a entendu aussi : j'en avais marre qu'on me dise ce que je devais être. Phrase aussi très profonde.
Donc impératif fortement citoyen d'accéder comme tout un chacun au premier mot de notre devise républicaine : liberté d'exister en tant que personne à part entière.
J'ai été très bouleversée par le témoignage de Simone Veil, dont nous savons quel courage il lui a fallu dans sa jeunesse pour surmonter une situation extrême. Elle m'a vraiment beaucoup émue lorsqu'elle a dit : certaines pratiques de la société sont particulièrement humiliantes. Elle a évoqué à travers son expérience, le fait que souvent, des atteintes à la dignité n'étaient même pas volontairement voulues. Nous en avons eu un exemple dans le témoignage de la personne qui expliquait qu'un corps qui doit être soumis à une personne qu'on n'a pas choisie est un corps violé. Et ces personnes ne peuvent pas voir qu'elles peuvent être perçues comme des violeurs. Tout le monde peut comprendre que notre corps n'est pas un objet de soins, qui doit être donné à des gens que nous n'avons pas choisis.
Ce que je retiendrai de cette journée, c'est cette demande d'être respectés pour ce que nous sommes, tels que nous

sommes, et en même temps le désir de surmonter le manque auquel nous sommes confrontés.
Bien sûr, cette volonté, ce courage, ce désir a été exprimé ici par des femmes qui s'en sont sorties d'une façon ou d'une autre, car elles ont eu la chance de naître dans des familles qui les ont aidées pour certaines, qui avaient les moyens de les aider, entre autres les moyens matériels, c'est important. Mais ce n'est pas tout. Plus important et plus profond que tout ce que l'on pourra faire, ce qui est essentiel, c'est d'arriver à changer l'image du handicap que la société nous renvoie, et aussi quelque part, l'image que nous, prises dans ce cercle, nous renvoyons parfois à la société de nous-mêmes. Le chemin est long à parcourir, comme l'a signalé Ségolène Royal et toutes les intervenantes de l'après-midi, en particulier celles de la table ronde internationale.
Ce n'est pas parce qu'il y a bien pire que nous devons nous démobiliser. Il y a aussi bien meilleur, comme on l'a entendu. Nous sommes dans une espèce d'intermédiaire entre le pire et le meilleur. Je crois que notre engagement comme femmes en situation de handicap citoyennes, c'est de tout mettre en œuvre pour que la société à laquelle nous appartenons nous fasse notre place en tant que personnes et nous permette de l'aider à évoluer loin du pire et vers le meilleur.
Ce sera ce que j'ai retenu d'essentiel de cette journée, par ailleurs si riche.

CONCLUSIONS

- Malika : Merci beaucoup pour cette synthèse qui n'était pas évidente.
La journée n'est pas terminée, elle va se conclure par Maudy Piot et par l'intervention du délégué interministériel aux personnes handicapées, Monsieur Patrick Gohet. Il est ancien directeur général de l'UNAPEI. Il a été en outre co-fondateur de la Mutuelle Intégrance. Il a été nommé en 2002 délégué interministériel chargé des personnes handicapées.

- Maudy : Je remercie Françoise de son exposé remarquable qui, en quelques mots, a ramassé la journée.
J'ai la joie de laisser la parole à Patrick Gohet qui est venu nous rejoindre.

Patrick Gohet :
Mesdames, Messieurs, bonjour.
Je voudrais d'abord féliciter l'association « Femmes pour le dire, Femmes pour agir » de l'initiative qu'elle a prise. Je voudrais tout particulièrement remercier Maudy Piot qui a eu la gentillesse de m'inviter pour la fin de ce colloque. Je voudrais saluer sa force de conviction et sa détermination.
Je ne vais pas vous asséner un long discours, mais on vient de dire rapidement qui j'étais. On vient d'expliquer ce qu'est un délégué interministériel. Sa fonction est de concourir à la coordination des actions des administrations concernées par la politique du handicap et de concourir au dialogue entre la société civile et les pouvoirs publics.
J'ai entendu la dernière table ronde internationale, je suis frappé par la diversité des situations en effet. Il y a des endroits où c'est moins bien qu'ici, d'autres ou c'est bien

mieux. Je crois que la démarche qu'il nous faut avoir, c'est d'aller le plus loin possible dans le progrès de la politique du handicap dans notre pays, en plaçant les femmes handicapées au cœur de cette politique.

Quels sont les objectifs que nous poursuivons dans ce cadre-là ? Quand il s'agit d'une loi, c'est la loi du 11 février 2005. C'est une loi qui est au total une bonne loi, mais il y a des imperfections. Une loi se lit de deux manières : soit vous pouvez lire une liste de mesures, soit lire une espèce de force pour une marche en avant. Je voudrais mettre en exergue les objectifs que nous poursuivons à travers cette loi. C'est une loi qui fait 101 articles, et qui fait appel à 80 décrets d'application. Je vois que certains pensent que c'est monstrueux. Oui, dans une certaine mesure. D'un autre côté, cette loi a l'ambition de porter sur tous les aspects de l'existence, c'est pourquoi elle est signée de 22 ministres. Cette loi est un compromis entre un héritage et les aspirations nouvelles.

L'axe culturel : je suis dans ce secteur depuis beaucoup d'années, j'ai pris mes fonctions au début des années 80 à l'UNAPEI. La loi de 1975 a résulté d'une démarche de personnes handicapées, de parents d'enfants handicapés, d'institutionnels qui sont allés voir le ministre pour lui dire : nous avons des difficultés, voilà les solutions que nous voyons à ces difficultés. Faites-nous une loi, des décrets pour que nous mettions ça en œuvre. En 2005, la démarche n'est pas la même. Les personnes handicapées, les parents d'enfants handicapés, les professionnels de ce secteur viennent voir leurs interlocuteurs. Il y a d'ailleurs beaucoup plus d'interlocuteurs aujourd'hui. Les personnes disent aux pouvoirs publics : avant de nous regarder à travers nos difficultés propres, nous entendons que la société nous considère comme des personnes à part entière. De cette demande, il en découle deux autres.

La première : puisque nous entendons être considérées comme des personnes tout simplement, la réponse que nous attendons doit être personnalisée.

Deuxième conséquence : cette réponse doit de moins en moins procéder d'une politique d'aide et de plus en plus d'une politique de droit.
C'est l'aspect culturel de la rénovation de la politique du handicap. Au fond, ce regard nouveau doit porter tant sur le handicap que sur la personne handicapée. Il faut cesser de considérer que le handicap est une situation d'exception à laquelle on se limite à des réponses d'exception. Il appelle à être pris en compte dès l'origine des décisions politiques, administratives etc. Le handicap est une réalité difficile, douloureuse, il suffit d'entendre les témoignages, le handicap, c'est aussi, et il faut que la société en prenne conscience, un étonnant facteur de lien. Je suis étonné de voir ce que la personne handicapée suscite autour d'elle. Le handicap est un facteur de progrès technique, scientifique, médical etc. Il faut que la société change le regard qu'elle porte sur le handicap. C'est l'aspect culturel.
Il y a un aspect politique. Je m'arrête trente secondes sur la définition que la loi donne du handicap. Une définition, c'est toujours un compromis. Elle dit : le handicap, c'est le résultat de la rencontre entre la déficience d'une personne et un environnement non adapté. Il faut donc en tirer deux conséquences : il faut agir sur tout ce qui concerne l'environnement et sur ce qui concerne la personne.
Il y a deux grandes rubriques : un chapitre sur l'accessibilité et un chapitre sur la compensation.
L'accessibilité, c'est l'axe politique. La volonté que nous avons, l'objectif que nous cherchons à atteindre, c'est de faciliter l'accès de tous à tout. Donc la loi comporte un certain nombre de modifications profondes dans l'approche de l'accessibilité. Il s'agit certes de l'accessibilité physique, et la France n'est pas bien placée, elle a beaucoup de progrès à réaliser, mais l'accessibilité, c'est une réponse à celles et ceux qui ont des difficultés pour se mouvoir, mais l'accessibilité doit aussi être une réponse aux besoins de ceux qui ont des problèmes pour se repérer dans la société. On a les réponses destinées à ceux qui peuvent faire le choix, de

maîtriser leur destinée, mais qui rencontrent des obstacles. Et une autre catégorie : ceux qui ont des difficultés à faire les bons choix au bon moment. La difficulté est de les faire passer de patients à acteurs de leur vie. Il faut ajouter à l'accessibilité aux transports et au cadre bâti, l'accès à l'emploi et à l'école.

Le troisième axe est social : c'est l'ensemble des dispositions à prendre pour compenser les effets de la déficience ou des déficiences que la personne peut connaître. C'est tout le volet sur la compensation.

Le quatrième axe, l'axe institutionnel, gros élément de la politique nouvelle, c'est la réponse à la question : qui fait quoi ? On hérite d'un système compliqué, l'État a des prérogatives, le Département en a d'autres, l'Europe interfère sur la question. Donc il faut mettre un peu de lisibilité, de cohérence dans tout cela. Nous essayons de mettre les bases d'un réseau de solidarité face à ce qu'on appelle le risque dépendance, quelle que soit la cause de la dépendance : le handicap ou le vieillissement.

Le pilote, c'est la Caisse nationale de solidarité pour l'autonomie, qui est une caisse, mais aussi une agence, c'est-à-dire un instrument destiné à mettre en place des référentiels pour garantir l'égalité de traitement sur le territoire.

Et les acteurs, qui constituent la pierre angulaire de la réforme, ce sont les maisons départementales des personnes handicapées. Elles aident à l'expression du projet de vie, à l'élaboration du plan de compensation, ouvrir les droits, faire de la médiation etc. C'est un élément majeur du dispositif.

Je voudrais faire écho à un des mots de Madame Madray-Lesigne. Je ne vous ai pas parlé du projet de vie. Jusqu'à ce jour, le système, c'est finalement une personne, plus souvent un dossier, qui passe devant un groupe d'experts qui disent : voilà quel est votre handicap, voilà vers quoi on vous oriente etc. Il faut résolument sortir de ce système distributif pour passer à un système de dialogue entre la personne handicapée et la société. Le premier élément de ce dialogue, c'est le projet de vie. Il faut que l'on comprenne, les administrations, les collectivités territoriales, les entreprises (c'est la semaine pour l'emploi) que le handicap peut être un obstacle à la réalisation de ses projets, de ses envies. Il faut que la personne puisse dire : voilà mon projet. J'ai un handicap, mais j'ai une ambition, des objectifs. Il faut qu'elle puisse s'exprimer et que ce soit à l'origine de ce qui suit, notamment ce que la société au titre de la solidarité apportera à la personne sous la forme d'un plan de compensation pour lui donner les moyens de réaliser ce projet de vie. C'est extrêmement important. Il y a une pierre angulaire institutionnelle, c'est la maison départementale. Et il y en a une autre pour répondre aux besoins, c'est le projet de vie.

Je ne peux pas être exhaustif, mais beaucoup me disent que les décrets prennent du temps pour sortir. A l'heure actuelle, on se rapproche de la moitié des décrets. En 1981, quand je suis arrivé à l'UNAPEI, la loi de 1975 n'avait pas tous ses décrets d'application. Donc il ne faut pas qu'on lâche, il faut qu'on soit déterminé, mais il faut donner à la concertation toute sa place. Il m'arrive personnellement de peser pour que, quand il y a des malentendus, on remette le travail sur le métier pour essayer d'aller plus loin. Souvent, il y a beaucoup d'incompréhensions quant aux aspirations des personnes. Puisque je suis censé contribuer au dialogue entre la société civile et les pouvoirs publics, je m'attache à veiller à ce que cette concertation soit réelle. Beaucoup de décrets sont en cours de discussion au niveau du CNCPH[33]. C'est la phase clé. Réunion après réunion, on fait progresser le dispositif.

Il y aura aussi tout ce qui concerne l'accessibilité. Là il y a beaucoup de pressions qui s'exercent. Les cinémas sont venus nous voir, les lobbies de petits commerces aussi en nous disant : si vous voulez qu'on soit accessible, on va fermer la porte. Il faut pousser le plus loin possible les avancées. Il y a la compensation, l'accessibilité, et tout ce qui touche à l'emploi. Une vingtaine de décrets touchent à l'emploi dans la fonction publique et dans le privé. Dans la fonction publique on a décidé de créer un fonds.

---

[33] Comité National Consultatif des Personnes Handicapées

Je voudrais conclure mon propos, et la délégation interministérielle est à votre disposition pour répondre à vos questions. Je pense que les actes pourront constituer un outil important pour notre réflexion.
Je voudrais terminer en situant la politique du handicap à un niveau élevé. Il faut lui donner tout son sens à l'intérieur de notre société. Je ne vous dirai pas que la loi en cours d'élaboration est parfaite. Une loi, c'est un compromis, il faut faire en sorte que ce soit le compromis le meilleur possible. Nous tenons là un bon outil pour aller de l'avant.
Tout ce qui touche à l'accessibilité, rendre la cité accessible à des hommes et des femmes qui l'attendent depuis des années, c'est leur donner de la liberté. Faciliter l'acquisition des moyens de la compensation, c'est aider à l'acquisition d'une forme d'égalité. Passer des rapports, des commissions, des discours sur l'élaboration d'un réseau de solidarité, à sa réalisation effective en mettant autour d'une même table l'État, les départements, les associations, la Sécurité sociale, les partenaires sociaux etc., c'est créer de la fraternité. Dans ce monde difficile, conforté par ce que j'ai entendu, la volonté de ces femmes qui viennent de beaucoup d'endroits, c'est étonnant d'entendre une telle détermination d'aller de l'avant et d'entendre la réalisation de tels objectifs.
On a toujours l'habitude de quantifier ce qui ne va pas. Je voudrais insuffler un message positif : cette politique qui s'inspire des valeurs de la République mérite d'être tentée et d'être réussie. Ce que j'ai entendu, ce qu'on découvrira sans doute à la lecture des actes, constituera une preuve de la conclusion à tirer de cette politique du handicap.
Je vous remercie de votre attention. J'ai rarement parlé devant un public aussi féminin, à la fois en quantité… Il y a des hommes dans la salle, nous sommes quelques-uns, mais pas très nombreux. Madame la Présidente, la parité n'y est pas ! Mais ce n'est pas le but. Par la quantité et par la qualité, je suis heureux d'avoir passé ces quelques minutes auprès de vous et de vous avoir entendus. Bon vent à cette politique du handicap qu'ensemble, nous allons essayer de réussir.

Maudy Piot : Je voudrais remercier Monsieur Patrick Gohet de son intervention, et lui dire, et qu'il entende bien, que c'est très bien la loi, les décrets, mais que d'abord, nous sommes des femmes ou des hommes et des citoyens avant d'être étiquetés handicapés. Qu'on nous considère comme des femmes et des hommes, mais surtout des femmes qui avons le droit à la parole, et que tous ces décrets qui doivent nous faire progresser ne seront positifs que si dans l'esprit de ceux qui les font, on nous considère comme des citoyens à part entière. C'est ce que je voudrais qu'on retienne aujourd'hui : qu'on se batte pour être des citoyennes, et pas des demi-femmes ou des demi-citoyennes.

Je remercie toutes les personnes qui sont venues aujourd'hui, qui sont venues de province, de toutes les professions de tous milieux. Il y a des personnes qui ont des handicaps différents. Pour moi ça a été une joie que nous nous retrouvions aujourd'hui. Je remercie toute l'équipe d'amis qui a permis que ce forum se réalise. J'ai eu beaucoup d'amis qui m'ont entourée, qui ont porté ce forum avec moi, qui ont tout fait pour que cette journée soit réussie. Je voudrais qu'on les applaudisse !
Je ne vais pas énumérer tout le monde, comme les sponsors qui nous ont aidés. Nous avons eu la chance d'avoir l'aide de certains sponsors, vous avez vu leurs noms défiler tout au long de la journée. Je les remercie. Je remercie la mairie du 13ème, Monsieur Blisko et Madame Istria, et tous les intervenants qui sont venus aujourd'hui.

Partez, allez vivre l'aventure de votre vie, sachant que nous les femmes, et nous les femmes en situation de handicap, nous voulons manger la vie, la vivre à pleine vie et que c'est tous ensemble que nous changerons le regard de l'autre. Merci !

TABLE DES MATIÈRES

**Association « Femmes pour le dire,
Femmes pour agir »**

16 rue Emile Duclaux, 75015 Paris

Téléphone/fax : 01 45 66 63 97

fdfa.asso@free.fr

www.femmespourledire.asso.fr

Déjà parus aux Editions L'Harmattan :

Femmes handicapées citoyennes, *« Actes du colloque de FDFA le 25 novembre 2003 ».*

Maudy Piot : *« Mes yeux s'en sont allés – Variations sur le thème des perdant la vue ».*

Achevé d'imprimer par Corlet Numérique - 14110 Condé-sur-Noireau
N° d'Imprimeur : 40102 - Dépôt légal : avril 2007 - *Imprimé en France*